JN131119

# 病態治療学ドリル

東中須 恵子 編

塚本 哲 著

大学教育出版

# はじめに
## この本で学習される皆さんへ

　この本は、看護学を学習している皆さんへ向けた看護学生のための復習ワークブックです。

　看護学を学ぶ皆さんは、看護師として働くために必要な様々な知識を学修する、また継続的に看護師国家試験に合格するための力をつけるべく努力をしていると思います。

　そのほとんどが、基礎医学と看護学における基礎知識を応用しつつ一体化させるものであり、こうした幅広い学習は医療にかかわるものにとって必要不可決な学修であることを感じていることと思います。しかし、そうした知識の統合は医療職としては必須なことと理解していても、学習に困難をきたしているのではないでしょうか。

　私たちは長年、教室での講義で学習した流れに沿った教材の活用が必要ではないかと考えてきました。看護学生の皆さんが学習したことに興味を持って、講義内容に照らして思考できる繰り返し学習ができるこの教材を活用すれば、継続学習が可能となり、知識の学修に役立ちます。

　この復習ワークブックは、健康障害の基礎的知識を理解するため、疾患の概念、疾患の原因・誘因と病態生理、主要症状と病態生理、診断・治療法、合併、予防などの予習・復習に役立つよう編集しました。また「身体機能のメカニズムと心身相関」「疾患の概念、疾患の原因・誘因と病態生理」「主要症状と病態生理、診断・治療法、合併、予防」などは、専門的な学習が進んでいく中で、看護師に求められる重要なポイントとなるものです。

　卒業・国家試験合格まで繰り返し使用するため、以下を提案させて頂きます。


＊解答用ノートを作りましょう。

　この本は繰り返し利用するワークブックです。繰り返して使うためには、本に直接解答は避けましょう。その他、調べたことや追加情報、調べた参考書などはメモし、また、何回挑戦しても解けなかった問題が明らかになるため、しっかりと復習しましょう。


　看護学を学ぶ皆さんが、「難しい」「理解できない」と感じつつも、自らの学修度をチエックでき、自己学習によって学修に役立つことを願っております。


2021 年 11 月

編者・著者

# 目　次

問　題　編

## 第 1 回

01. メサンギウム細胞は毛細血管の間にある。

02. 血清カリウム濃度の正常値は約 140mEq/l である。

03. 血漿アルブミンが増加すると浮腫が生じやすくなる。

04. 血液の pH は 7.00 が正常である。

05. ネフローゼ症候群を生じる原因疾患は一つではない。

06. 慢性腎臓病は GFR（糸球体濾過値）によりステージ分類される。

07. シクロスポリンはステロイド薬の一つである。

08. 持続的腹膜透析（CAPD）の合併症に硬化性腹膜炎がある。

09. 尿道狭窄は腎前性急性腎不全の原因となる。

10. 現在の日本の透析患者の原因疾患で最も多い疾患は糖尿病である。

11. β2 ミクログロブリンは正常な蛋白質であるが、透析で除去されにくく、血液中に蓄積されやすい。

12. バゾプレッシン（抗利尿ホルモン）は副腎由来のホルモンである。

13. 成長ホルモンの過剰分泌が骨端線閉鎖前に生じると巨人症となる。

14. クッシング症候群では手足が細く体幹部に脂肪が分布し、特徴的な中心性肥満を呈する。

15. 原発性アルドステロン症では高カリウム血症を生じる。

16. HbA1c は、患者の過去 1〜2 か月間の平均血糖値を反映する。

17. インスリノーマは低血糖発作を起こす。

18. 尿崩症は下垂体前葉の障害による ADH の分泌低下が原因である。

19. エネルギーは足りているが蛋白質摂取の不足で起こる低栄養をクワシオルコールという。

20. ビタミンEは水溶性ビタミンである。

## 第2回

01. 腎臓からのエリスロポエチンの産生低下で生じる貧血を腎性貧血という。

02. 副甲状腺ホルモンは血清カルシウム濃度を低下させる。

03. 感染は慢性腎不全の急性増悪因子の一つである。

04. 腎移植患者の移植5年後生存率は50%くらいである。

05. 慢性腎不全は高頻度で高血圧を生じ、高血圧は慢性腎不全を更に悪化させ、悪循環をつくる。

06. 視床下部ホルモンは主に下垂体ホルモン分泌を調整するホルモンである。

07. 内分泌の異常では精神症状は起きない。

08. 糖尿病でなくても空腹時に血糖200mg/dlということはある。

09. 脂質は水に溶けないので、リポ蛋白粒子として血液を流れる。

10. 痛風は高尿酸血症が長期間持続することを背景にして生じる。

11. 皮膚による病原体の侵入の遮断は自然免疫に含まれる。

12. 抗体はT細胞が産生する。

13. T細胞はアポトーシスという細胞死で選択される。

14. マクロファージは抗原提示細胞の一つである。

15. B細胞は形質細胞へ分化する。

16. BCGによって結核を防ぐのは抗体の作用である。

17. ベーチェット病の自己抗体は未だ見つかっていない。

18. 主にIgEによる組織障害は障害が発現するまでに12時間以上かかる。

19. 免疫・アレルギー疾患の診察では全身を診ることが特に大切である。

20. 痛風は自己免疫病である。

## 第3回

01. 他の精密な検査に比べて触診や打診の有用性は低い。

02. 皮膚プリックテストは抗原を皮内注射する検査である。

03. 関節リウマチがない人もリウマチ因子をもつことがある。

04. 抗RNP抗体は混合性結合組織病に関連する。

05. 微細な脳梗塞はMRIよりもCTで見つけやすい。

06. CD4陽性T細胞数は後天性免疫不全症候群で選択的に低下する。

07. 体重60kgの成人男性の循環血液量は約5ℓである。

08. 抗凝固剤を入れずに血液が自然に凝固した場合の上澄みを血漿という。

09. 赤血球には核がない。

10. ヒトでは1日に食べ物から吸収される鉄の量は約1mgである。

11. 赤血球も血小板も骨髄系前駆細胞から分化する。

12. カルシウムは血液凝固に必須である。

13. リンパ節内の濾胞樹状細胞も抗原提示細胞である。

14. 血色素濃度20g/dlは貧血である。

15. 再生不良性貧血は正常に作られた赤血球が壊れて生じる貧血である。

16. 腎性貧血はエリスロポエチン産生低下による貧血である。

17. 多血症では頭痛もよくみられる症状である。

18. シェーンライン・ヘノッホ紫斑病は血液凝固因子の欠乏で生じる。

19. 繊維素溶解亢進による出血傾向もある。

20. 好中球減少による感染を最も高頻度に合併する血液病は急性骨髄性白血病である。

## 第4回

01. 白血病や悪性リンパ腫の化学療法中に口内炎を起こすことが多い。

02. 1μlの血液中に赤血球450万、白血球6000、血小板20万はいずれも正常である。

03. 網状赤血球は成熟赤血球になる前段階の赤血球である。

04. 末梢血の白血球のリンパ球は80％くらいが正常である。

05. 肝機能低下で血液凝固因子の一部の合成低下が生じる。

06. 骨髄検査でM/E（顆粒球系／赤芽球系）比は1：2〜3が正常である。

07. 腎臓は腹膜の背中側にある。

08. 尿道は上部尿路、尿管は下部尿路に属する。

09. ヘンレ係蹄は近位尿細管と遠位尿細管の間にある。

10. 尿路の大部分は移行上皮におおわれる。

11. 脳下垂体からの黄体形成ホルモンは男性には作用がない。

12. 腎盂腎炎では肋骨脊柱角の叩打痛が特徴的である。

13. 痛みを伴わない血尿は重大な病気を疑わせる。

14. 乳び尿は尿にリンパ液が混入したときに生じる。

15. 頻尿と多尿は同じ意味である。

16. 残尿感は残尿がなくても生じる。

17. 急性膀胱炎では普通は発熱しない。

18. 1回の正常な排尿量は100ml以下である。

19. 無尿の定義は1日尿量が100ml以下の状態である。

20. 尿道カテーテル留置者で、尿が紫色になることがある。

01. T 細胞のもとになる細胞は胸腺で発生する。

02. B 細胞は自ら T 細胞に抗原提示をすることもできる。

03. Langerhans 細胞は皮膚にある抗原提示細胞である。

04. 感染後糸球体腎炎は抗糸球体抗体による 2 型アレルギーである。

05. 全身性エリテマトーデスは男性に多い。

06. RAST 法は患者に抗原を接触させて反応をみる検査である。

07. 抗セントロメア抗体は全身性硬化症でみられる。

08. 好中球貪食能は慢性肉芽腫症で低下する。

09. フィブリノーゲンは血漿よりも血清に多く入っている。

10. 鉄は胃で吸収される。

11. フィブリンが再溶解することを繊維素溶解という。

12. 慢性貧血では血色素量が半分でも無症状のことがある。

13. 急性白血病での貧血は正常造血の妨害によって生じる。

14. ステロイドの副作用でも紫斑は生じる。

15. 前骨髄性白血病では繊維素溶解が亢進する。

16. Pel Ebstein の発熱は、平熱になる時がなく、高熱が続く熱である。

17. 血小板を増加させる薬は今はない。

18. 血小板減少性紫斑病で巨核細胞数は増える。

19. 腎臓の髄質は集合管の束である。

20. 前立腺肥大症は外腺から発生し、前立腺癌は主に内腺から発生する。

## 第6回

01. 陰嚢内には精巣と前立腺が入っている。

02. 膿尿は尿路感染症を疑わせる。

03. 精巣上体炎は無痛性の腫瘤として触知される。

04. 尿管結石で嘔吐を起こすことはない。

05. 体重60kgの成人男性の循環血液量は約10ℓである。

06. プロトロンビンは内因系血液凝固系、外因系血液凝固系の両方に必要である。

07. エリスロポエチンの増加によっても多血症が起こる。

08. 先天性の血小板減少を血友病という。

09. 網状赤血球数の測定により骨髄の造血能を推定することができる。

10. 鉄欠乏性貧血ではヘモグロビンの合成障害が生じる。

11. 巨赤芽球性貧血はビタミンB2や葉酸の欠乏で起こる。

12. 再生不良性貧血は造血幹細胞の障害で起こる。

13. 発作性夜間ヘモグロビン血症では患者自身の補体が溶血を起こす。

14. 溶血性貧血では黄疸が生じる。

15. 赤血球産生を促進するエリスロポエチンは肝臓で産生される。

16. 正常なグロビン蛋白は4量体である。

17. 慢性の出血による貧血の患者には消化性潰瘍、消化器系の癌、痔を疑う。

18. 急性白血病は成人では急性リンパ性白血病、小児では急性骨髄性白血病が多い。

19. 骨髄異形成症候群は造血幹細胞の異常と考えられている。

20. フィラデルフィア染色体は2つの染色体の相互転座によって生じる。

## 第7回

01. 真性多血症は腫瘍である。

02. 成人T細胞白血病はウイルス感染症である。

03. 伝染性単核球症はウイルス感染症である。

04. 現在、悪性リンパ腫をホジキンリンパ腫と非ホジキンリンパ腫に大別している。

05. 多発性骨髄腫はT細胞の最終分化段階にある形質細胞が腫瘍性に増殖する疾患である。

06. 特発性血小板減少性紫斑病の殆どが血小板に対する自己免疫機序で発症する。

07. 血栓性血小板減少性紫斑病では多発血栓により血小板が消費される。

08. 血友病は血管の異常によって生じる出血傾向である。

09. 播種性血管内凝固症候群の治療には出血傾向を起こさせるヘパリンは使ってはならない。

10. 副腎皮質ホルモンはペプチドホルモンである。

11. 内分泌では産生されたホルモンは血中に直接放出される。

12. 視床下部で脳下垂体を刺激するホルモンが合成されている。

13. 甲状腺刺激ホルモンは下垂体後葉から分泌される。

14. 尿崩症はバソプレッシンの分泌低下またはバソプレッシンへの感受性低下で尿の再吸収率が減り、多尿をきたす病気である。

15. 甲状腺ホルモンにはヨードが含まれている。

16. バセドウ病（グレーブス病）は甲状腺機能低下症である。

17. 橋本病は甲状腺の自己免疫疾患である。

18. 副甲状腺機能低下症では高カルシウム血症によるテタニーが生じる。

19. 原発性アルドステロン症は副腎髄質から分泌されるアルドステロンの増加により高血圧をきたす病気である。

20. アジソン病では皮膚のメラニン色素が増加する。

## 第8回

01. 女性も副腎で男性ホルモンが合成されている。

02. 褐色細胞腫では高血圧がみられる。

03. 神経芽細胞腫は高齢者に多い腫瘍である。

04. インスリンは脂肪分解を抑える。

05. ケトアシドーシスによる昏睡には脱水も関与する。

06. 1型糖尿病は肥満との関連が大きい。

07. HbA1cが9%ならば糖尿病のおそれはない。

08. インスリン非依存性糖尿病の場合、すぐに経口血糖降下薬を開始する。

09. インスリノーマは膵臓のβ細胞の腫瘍である。

10. ガストリン産生腫瘍はしばしば消化性潰瘍を起こす。

11. 脂質は血液内ではアポ蛋白と結合している。

12. 低比重リポ蛋白コレステロールは俗に悪玉と呼ばれている。

13. メタボリックシンドロームの診断に必要な項目は内臓脂肪蓄積、脂質代謝異常、高血圧、空腹時高血糖である。

14. 血漿蛋白の分析に電気泳動が用いられる。

15. 体内での赤血球の寿命はおよそ30日である。

16. シェーンライン・ヘノッホ紫斑病は先天性の凝固因子欠乏症である。

17. 血清中の鉄はトランスフェリンと結合している。

18. 再生不良性貧血の患者の骨髄細胞数は減っている。

19. 自己免疫性溶血性貧血は患者の赤血球が正常でも生じる。

20. サラセミア症候群はヘモグロビンを構成するヘム分子の合成異常で生じる。

01. 抗癌剤は白血病を生じる原因になる。

02. 慢性骨髄性白血病の治療に用いられるイマチニブのような薬剤による治療を分子標的療法と総称する。

03. 成人T細胞白血病の患者は日本では北海道に最も多い。

04. 濾胞性リンパ腫のように進行が遅いリンパ腫は化学療法も良く効く。

05. 特発性血小板減少性紫斑病で最近、ヘリコバクター・ピロリとの関連が指摘されている。

06. 血液凝固第8因子の遺伝子はY染色体上にある。

07. 下位のホルモン濃度が増加すると上位のホルモン濃度が増加する機構を、ネガティブフィードバックという。

08. 視床下部は下垂体茎により下垂体と連なっている。

09. 抗利尿ホルモン不適合分泌症候群では低ナトリウム血症が生じる。

10. バセドウ病で甲状腺刺激ホルモン受容体を刺激している甲状腺刺激ホルモン受容体抗体（TRAb）は下垂体から分泌される。

11. 偽性副甲状腺機能低下症では血中副甲状腺ホルモンは低値を示す。

12. アジソン病の治療は日本ではコルチゾールのみを補充することが一般的である。

13. 褐色細胞腫は90％が良性腫瘍である。

14. 2型糖尿病は1型糖尿病よりも家族内発症が多い。

15. 2型糖尿病ではインスリンが必要になることはない。

16. 糖尿病と動脈硬化は関係はない。

17. カルチノイド腫瘍が消化管に生じることはまれである。

18. 感染症は二次性高脂血症の原因になる。

19. 血清蛋白電気泳動図でアルブミンは＋側、$\gamma$-グロブリンは－側にくる。

20. 神経細胞が刺激されると、細胞内の電圧は細胞外よりも一瞬高くなる。

## 第 10 回

01. 運動の刺激を脳から脊髄に伝える経路を錐体外路という。

02. 顔の神経痛は顔面神経痛と言われているが、正しくは三叉神経痛と言うべきである。

03. 植物状態の患者は自分で呼吸をすることができる。

04. 脳血栓症の患者へのt−PAの投与は急性期を過ぎてから行う。

05. 高血圧性脳出血で最も多いのは被殻出血である。

06. もやもや病は別名ウイリス動脈輪閉塞症ともよばれる。

07. びまん性星細胞腫は膠芽腫よりも悪性度が高い。

08. ウイルス性髄膜炎での髄液は混濁、膿性である。

09. 亜急性硬化性全脳炎（SSPE）は麻疹ウイルスの持続感染で生じる。

10. てんかんの診断には脳波検査が重要である。

11. パーキンソン病では中脳黒質のセロトニン作動性神経細胞が変性している。

12. 老人斑の主要成分はアミロイド$\beta$蛋白である。

13. 遺伝性の脊髄小脳変性症の患者遺伝子にみられるCAGリピートからつくられる異常蛋白質はグルタミンが連結したものである。

14. 筋萎縮性側索硬化症の筋萎縮は筋原性である。

15. 多発性硬化症は神経の軸索が断裂して伝達が障害される病気である。

16. 後縦靭帯骨化症で骨化する後縦靭帯は脊髄の後ろにある。

17. ギラン・バレー症候群の患者の髄液では、細胞数が増えるのに蛋白量は変わらないという、蛋白細胞解離現象がみられる。

18. 家族性アミロイドポリニューロパチーの治療に肝移植が行われることがある。

19. 重症筋無力症はアセチルコリン受容体に対する自己抗体で生じるものがほとんどである。

20. 多発筋炎・皮膚筋炎での筋力低下は四肢の遠位筋に強い。

## 第11回

01. デュシェンヌ型筋ジストロフィーは男性に生じる。

02. ミトコンドリア遺伝子は染色体の中にある。

03. ウェルニッケ脳症はビタミン B1 欠乏症である。

04. 副甲状腺機能亢進症では血中カルシウム濃度の低下によるテタニーに気をつける。

05. 感覚刺激は脊髄前角から脊髄に入る。

06. 意識障害があると Glasgow Coma Scale のスコアが高くなる。

07. 心房細動があると脳塞栓症が生じ易くなる。

08. 神経鞘腫は脳神経の中では第7脳神経（顔面神経）に最も多く発生する。

09. クロイツフェルト・ヤコブ病はプリオン病の一つである。

10. ナルコレプシーの患者の髄液ではオレキシンが高値を示す。

11. 脊髄小脳変性症の殆どは常染色体優性遺伝である。

12. 急性散在性脳脊髄炎は再発・寛解を繰り返すことが多い。

13. ギラン・バレー症候群では運動麻痺が主で感覚障害は比較的軽度である。

14. 顔面神経麻痺で運動麻痺だけでなく味覚障害が生じうる。

15. 顔面肩甲上腕型筋ジストロフィーは女性にも生じる。

16. ペラグラはニコチン酸アミド（ナイアシン）欠乏症である。

17. 中枢神経での髄鞘は稀突起膠細胞がつくる。

18. 交感神経が刺激されると心拍は遅くなる。

19. 脳血栓症の原因は粥状動脈硬化が最も多い。

20. クモ膜下出血の発症 24 時間以内の合併症では水頭症に気をつける。

## 第12回

01. 髄芽腫は小児にできる良性腫瘍である。

02. てんかんの欠神発作ではけいれんを起こさない。

03. アルツハイマー病ではレヴィー小体の出現が特徴である。

04. 多系統萎縮症の一つの病型に線条体黒質変性症がある。

05. 脊髄腫瘍で最も多いものは神経鞘腫である。

06. シャルコー・マリー・トゥース病は中枢神経の病気である。

07. ランバート・イートン筋無力症候群は肺小細胞癌に伴うものが半数以上を占める。

08. 周期性四肢麻痺では血清カリウム濃度の異常を伴うものが多い。

09. CNSループスは全身性エリテマトーデスに伴う中枢神経病変のことである。

10. ヘモグロビンの酸素飽和度が80％は呼吸不全といえる。

11. 喀血は気道からの出血である。

12. Kussmaul呼吸は、長い無呼吸期をともなった不規則な呼吸である。

13. 1秒率が正常、％肺活量が低下している換気障害は閉塞性換気障害である。

14. 院内肺炎でない肺炎を市中肺炎と総称している。

15. 肺化膿症は胸腔内に膿が貯留した状態である。

16. 粟粒結核は結核菌が血行・リンパ行性に全身に転移したものである。

17. 過敏性肺炎は無水フタール酸のような化学物質が原因抗原になることがある。

18. サルコイドーシスでは肺門リンパ節の腫大がよくみられる。

19. 間質性肺炎は肺胞壁の炎症である。

20. DAD（びまん性肺胞傷害）の予後は良好である。

01. 肺血栓塞栓症では左心負荷状態になる。

02. ARDS（急性呼吸窮迫症候群）の原因のひとつに全身性炎症反応症候群（SIRS）がある。

03. 過換気症候群は代謝性アシドーシスをきたす。

04. 小細胞肺癌の治療は手術優先である。

05. 大部分の縦隔腫瘍は無症状である。

06. 悪性胸膜中皮腫はアスベスト（石綿）曝露と関係がある。

07. 喫煙は麻薬の依存に匹敵する中毒性疾患である。

08. 心臓を動かす電気は正常では最初、房室結節から発生する。

09. 動悸を強く訴える患者は重症度が高い。

10. 肥大型心筋症では家族歴が参考になる。

11. 心電図のP波は心房が発生する電気を表す。

12. 心電図のQRS波は心室が発生する電気を表す。

13. カラードップラー法でのモザイクパターンは血流の乱れを表す。

14. 心室中隔欠損症は先天性心疾患のうちで最も頻度が低い。

15. ファロー四徴症の一つの所見に大動脈右室騎乗がある。

16. 大動脈狭窄症は大動脈弓から下行大動脈の一部に狭窄がある。

17. 心電図でV1〜V4に異常がある心筋梗塞は下壁梗塞である。

18. 拡張型心筋症では心筋細胞の錯綜配列がみられる。

19. 肺性心では肺高血圧が右心室を拡大する。

20. 肺血栓塞栓症の初期治療にはワーファリンを用いる。

## 第14回

01. 感染性心内膜炎の起炎菌の大部分はグラム陰性菌である。

02. 僧帽弁狭窄症の大部分はリウマチ熱の後遺症として生じる。

03. 大動脈弁狭窄症の患者を聴診すると拡張期雑音が聞こえる。

04. 三尖弁狭窄症では肺高血圧を生じる。

05. ショックは全身の循環障害である。

06. 成人の原発性心臓腫瘍の中で最も多い腫瘍は粘液腫である。

07. 低血圧の定義は拡張期血圧が100mmHg未満である。

08. 完全房室ブロックを別名第1度房室ブロックという。

09. 上室性頻拍の上室性とは洞房結節・心房・房室結節を意味する。

10. 心室細動は無症状のことが多い。

11. 胃が十二指腸につながる部分を噴門という。

12. 腹痛では痛みを発生している臓器の場所と痛みを感じる場所が異なることがある。

13. 消化管のX線診断では造影剤を用いない検査はあまり意義がない。

14. 日本人の食道癌の多くは扁平上皮癌である。

15. 生検を省略して患者の訴えた症状から慢性胃炎と診断してもよい。

16. 現在は胃癌の根治的治療は切除のみである。

17. メッケル憩室は回腸に生じる。

18. 後期ダンピング症候群の病態は低血糖である。

19. 潰瘍性大腸炎は全層性の炎症を生じる。

20. 髄鞘のある軸索を流れる電流は髄鞘の途切れるところを飛ぶように伝わり、これを跳躍伝導という。

| 第 15 回 |
| --- |

01. 左右の下肢に麻痺があり、左右の上肢に麻痺がない麻痺のパターンを片麻痺という。

02. 脳神経は 12 対あるとされている。

03. 脳血管障害患者は日本の医療費の約半分を消費している。

04. 脳塞栓症の患者の多くが、右心房内に血栓をもっている。

05. 高齢者では脳出血の原因として血管へのアミロイド沈着がある。

06. 一過性脳虚血発作による症状は数秒間である。

07. 頭部外傷の後、意識が清明になれば、以降に悪化する心配はない。

08. 髄芽腫は小脳虫部に好発する。

09. 亜急性硬化性全脳炎は単純ヘルペスウイルスの持続感染で生じる。

10. 抗 NMDA 受容体抗体脳炎の患者は卵巣腫瘍をもつことが多い。

11. 脳波はてんかんの診断に欠かせない。

12. パーキンソン病ではアセチルコリン作動性神経細胞の変性・脱落が特徴的である。

13. アルツハイマー病の記憶障害は急速に進行する。

14. ハンチントン舞踏病は乳幼児期から発病する。

15. 多系統萎縮症の中にオリーブ橋小脳萎縮症が含まれる。

16. 筋萎縮性側索硬化症では感覚障害が著しい。

17. 急性散在性脳脊髄炎は再発を繰り返すことが多い。

18. 後縦靭帯骨化症では脊髄の後方が圧迫される。

19. ギラン・バレー症候群での感覚障害は比較的軽度である。

20. 糖尿病性トリオパチーとは網膜症、脳症、末梢神経障害をいう。

## 第 16 回

01. 重症筋無力症で筋特異的チロシンキナーゼに対する抗体で生じているものもある。

02. ランバート・イートン筋無力症候群はアセチルコリン受容体に対する抗体で生じる。

03. デュシェンヌ型筋ジストロフィーの原因遺伝子であるジストロフィンは健常人にはない異常な蛋白質である。

04. 低身長、難聴、乳酸アシドーシスはミトコンドリア脳筋症に共通することが多い徴候である。

05. 筋肉が緊張し過ぎて動かない状態を弛緩性麻痺という。

06. CT は強力な磁場を発生するので、体内に金属を埋めてある患者の検査はできない。

07. 高血圧による脳出血は被殻に最も多い。

08. びまん性星細胞腫は退形成性星細胞腫よりも悪性度が高い。

09. 脳膿瘍が脳室穿破すると予後が不良となる。

10. 頭痛の診断では、他の疾患が原因の二次性頭痛を除外して誤診を防ぐことが大切である。

11. アルツハイマー病では、子供時代の記憶などの遠隔記憶から最初に失われてゆく。

12. ジストニアでは筋肉が異常に緊張する。

13. 脊椎症は椎間板の変性から始まる。

14. 多発単神経炎の原因に膠原病や糖尿病がある。

15. 顔面神経は運動神経のみからなる。

16. 顔面肩甲上腕型筋ジストロフィーは男性のみに発病する。

17. 通常の右肺は 3 葉、左肺は 4 葉に分かれている。

18. 大動脈圧は 120/70mmHg くらいが正常である。

19. ヘモグロビンの酸素飽和度が 95% ならば呼吸不全と判定する。

20. 呼吸器系からの出血が口から出ることを喀血という。

01. 湿性咳嗽とは胸水を伴った咳のことをいう。

02. 嗄声は声門を支配する舌咽神経の麻痺のために起こる。

03. Cheyne-Stokes 呼吸は代謝性アシドーシスの存在を考えさせる。

04. ガフキー号数は痰の中の悪性細胞の数を表す表記である。

05. %肺活量と1秒率がともに75%の場合、拘束性換気障害である。

06. 蛋白質の濃度が血清と同じ胸水は浸出性胸水である。

07. クオンティフェロンはリンパ球から放出されるインターロイキン2の濃度を測定する検査である。

08. 血液ガス分析の血液は耳朶採血で採取する。

09. かぜ症候群の原因ウイルスはライノウイルスが最も多い。

10. A型インフルエンザウイルスのHA、NA抗原はそれぞれ1種類のみである。

11. 市中肺炎の病原微生物で最も多いのは緑膿菌とMRSAである。

12. 肺化膿症は胸腔内へ膿が貯留した状態である。

13. 非定型抗酸菌症の患者の看護では患者からの感染に十分に注意する。

14. 気管支喘息患者の発作時は拘束性換気障害が生じる。

15. サルコイドーシスでは両側頸部リンパ節腫脹が特徴的である。

16. COPD（慢性閉塞性肺疾患）の原因として最も重要なものは喫煙である。

17. 珪肺症（シリコーシス）の患者には悪性胸膜中皮腫が発生しやすい。

18. 急性肺血栓塞栓症の原因のほとんどは深部動脈血栓症である。

19. 肺性心とは左心不全により肺鬱血をきたした病態の総称である。

20. 過換気症候群では二酸化炭素の減少により代謝性アルカローシスになる。

## 第18回

01. 肺癌のうち扁平上皮癌だけは化学療法の効果が大きいので、化学療法を優先する。

02. 右心房と右心室の間には三尖弁がある。

03. 心臓を動かす電気は最初に房室結節に生じる。

04. 交感神経を刺激すると心拍は速くなる。

05. 心電図のT波は心房が生じる電気である。

06. ドップラー法では血流の向きがわかる。

07. スワン・ガンツ・カテーテルは、その先端を大動脈起始部に置く。

08. 心房中隔欠損症は先天性心疾患のうちで最も頻度の高い疾患である。

09. ファロー四徴症では大動脈狭窄がみられる。

10. 完全大血管転位症では左心房に右心室がつながっている。

11. 大動脈縮窄症は大動脈弁の先天奇形である。

12. 狭心症の発作時にはニトログリセリンを内服して対応する。

13. 前壁中隔梗塞では心電図のV1からV4辺りに異常波がみられる。

14. 拡張型心筋症では心筋細胞の錯綜配列がみられる。

15. 心係数正常かつ肺動脈楔入圧上昇は末梢循環不全を示す。

16. 感染性心内膜炎の原因菌はグラム陰性菌がほとんどである。

17. 僧帽弁狭窄症では拡張期雑音を生じる。

18. 大動脈弁閉鎖不全症では拡張期雑音を生じる。

19. 敗血症性ショックでは他の原因によるショックと異なり血圧は上昇する。

20. 心臓粘液腫のほとんどは左心房に生じる。

01. 原因が明らかな高血圧は高血圧患者の90%を占める。

02. 心電図でPQ間隔が正常であるのに突然QRSが抜ける房室ブロックをモビッツⅠ型（ウエンケバッハ型）という。

03. 上室性期外収縮、上室性頻拍などの「上室性」という言葉は洞房結節、心房、房室結節の意味である。

04. R on PはP波に一致して心室性期外収縮が生じたもので、心室細動を生じやすい。

05. 解離性大動脈瘤の解離は中膜に生じる。

06. 閉塞性動脈硬化症の主症状の一つに間欠性跛行がある。

07. 肺動脈に通る血液には酸素が少ない。

08. 肺胞内の表面活性物質（サーファクタント）が不足すると、肺は膨らみにくい。

09. 患者の感じる呼吸困難の強さは病気の重症度と一致しているとは限らない。

10. 肺の内部では痛みを感じない。

11. 口の中を清潔にすることは誤嚥性肺炎の予防につながる。

12. 粟粒結核は結核菌が血液に乗って全身に散布されたものである。

13. 過敏性肺炎はイソシアネートのように生物の成分でない化学物質も原因になる。

14. びまん性汎細気管支炎では慢性副鼻腔炎が先行することが多い。

15. 通常型間質性肺炎（UIP）では蜂巣病変を生じることが多い。

16. 膠原病で間質性肺炎を生じることは多い。

17. 薬剤性肺障害の原因がサプリや漢方薬であることもある。

18. 急性呼吸窮迫症候群（ARDS）の原因となる全身性炎症反応症候群（SIRS）は敗血症や外傷や熱傷など様々な異なる病態で生じる。

19. 睡眠時無呼吸症候群の閉塞型の患者は肥満であることが多い。

20. 換気障害を伴う呼吸不全の患者に高濃度の酸素を吸入させると炭酸ガスナルコーシスを生じやすい。

## 第 20 回

01. 縦隔腫瘍で上大静脈症候群が生じ得る。

02. 気胸の原因の多くは、ブラやブレブなどの肺嚢胞の破裂である。

03. 中皮腫は石綿（アスベスト）の吸入と関係する。

04. 禁煙は本人の意志や努力だけでは難しいものである。

05. 胸痛は腹部臓器の病変でも生じる。

06. 動悸を強く訴える患者でも重症とは限らない。

07. 左心室肥大ではR波が大きくなる。

08. 動脈管（ボタロー管）は胎児の時には開いている。

09. 心タンポナーデでは心臓の拡張が妨げられる。

10. 肺性心では右心室の拡大を生じる。

11. WPW症候群ではケント束を通る電気が心室の一部を早期に収縮させる。

12. 体重50kgの成人女性の循環血液量は約10リットルである。

13. 血色素（ヘモグロビン）濃度が10g/dLの場合、一般的には貧血と判定して良い。

14. 免疫には、液性免疫と細胞性免疫がある。

15. 白血球は顆粒球系、リンパ球系、単球系の細胞の総称である。

16. 鉄欠乏性貧血ではその原因を探すことが大切である。

17. 巨赤芽球性貧血はビタミンB1や葉酸の欠乏で起こる。

18. 再生不良性貧血では白血球数、血小板数は正常である。

19. 溶血性貧血では脾臓の腫大もしばしばみられる。

20. 赤血球産生を促進するエリスロポエチンは脾臓で産生される。

01. サラセミア症候群はヘモグロビンのヘム分子の異常である。

02. 白血病では白血球が増加するために、感染に対しての抵抗力は正常である。

03. 白血病の初回治療で骨髄中の白血病細胞を 5% 未満に減らす治療を寛解導入療法という。

04. 骨髄異形成症候群での骨髄は多くが低形成である。

05. 慢性骨髄性白血病に特徴的なフィラデルフィア染色体は 2 つの染色体間の相互転座によって生じる。

06. 骨髄線維症は腫瘍性疾患の 1 つである。

07. 伝染性単核球症は Epstein-Barr ウイルスの初感染によって起こる。

08. 日本人の悪性リンパ腫は T/NK 細胞リンパ腫が B 細胞リンパ腫よりも多い。

09. 多発性骨髄腫は形質細胞が腫瘍性に増殖する疾患である。

10. 特発性血小板減少性紫斑病は血液凝固因子の欠乏によって出血傾向を示す疾患である。

11. シェーンライン・ヘノッホ紫斑病は血小板の減少によって出血傾向を示す疾患である。

12. 食道、胃、小腸、大腸の運動は全て副交感神経が促進性（動かす）に働いている。

13. 腹痛で痛みを感じる場所は病変の部位である。

14. 3 日に 1 度の排便も 1 日に 3 度の排便も医学では正常としている。

15. 喫煙は食道癌の発症頻度を高くする。

16. ヘリコバクター・ピロリは胃のホジキンリンパ腫の原因になるとされている。

17. 止血に関与する因子は血管壁、血小板、凝固因子、線溶である。

18. 白血球の種類の中で最も多いのは好酸球である。

19. ビタミン B12 の吸収に必要な内因子は胃から分泌される。

20. 溶血性貧血では主に間接ビリルビンが血中に増える。

## 第22回

01. 正常なグロビン蛋白は$\alpha$鎖2本$\beta$鎖2本の4量体となっている。

02. 急性前骨髄性白血病では播種性血管内凝固症候群が特に生じやすい。

03. 真性多血症では血小板は減少する。

04. 「核の左方移動」とは白血球を顕微鏡で見た時に核が左方に寄っているという意味である。

05. 多発性骨髄腫では単クローン性の異常免疫グロブリンが産生される。

06. 血友病Aと血友病Bはともに伴性劣性遺伝をする。

07. 胃からの出血を吐くことを喀血という。

08. 食道静脈瘤の原因疾患の殆どは肝硬変である。

09. 早期ダンピング症候群は血糖の急激な上昇が過剰なインスリン分泌を促し、低血糖を生じる病態である。

10. 大腸癌は大部分が腺癌である。

11. 肝臓でグルクロン酸抱合を受けたビリルビンを間接ビリルビンという。

12. メズサの頭と呼ばれる腹壁静脈怒張は門脈圧亢進症を示唆する。

13. A型肝炎は感染後に慢性化することが多い。

14. 羽ばたき振戦は肝性脳症にみられる異常運動である。

15. ヘモクロマトーシスは銅の過剰蓄積症である。

16. 糖原病は糖尿病の別名である。

17. 肝移植を受ける患者の肝臓を他の患者に移植することをドミノ肝移植という。

18. 急性膵炎は全身性炎症反応症候群（SIRS）の原因になる。

19. 慢性膵炎の日本人男性患者の半数以上は飲酒が原因である。

20. 腎臓の機能が悪化すると代謝性アルカローシスになる。

01. 腎機能障害は高血圧を生じるが、逆に高血圧が腎機能を悪化させるということはない。

02. 日本人で透析導入される慢性腎不全患者の最も多い原疾患は糖尿病である。

03. 微小変化型ネフローゼ症候群はステロイド治療が有効である患者が多い。

04. 半月体形成性糸球体腎炎の半月体はメサンギウム細胞が増殖したものである。

05. 透析アミロイドーシスで沈着するアミロイドはβ2ミクログロブリン由来である。

06. アジソン病は甲状腺機能低下症である。

07. 紅斑とは圧迫しても色が消えない隆起した病変のことである。

08. アトピー性皮膚炎患者の半数以上で血清 IgE が増加している。

09. 脂漏性皮膚炎の治療に抗真菌薬のケトコナゾールも使われる。

10. 尋常性天疱瘡では表皮基底層と真皮の間が解離する。

11. スチーブンス・ジョンソン症候群では粘膜病変が強い。

12. 白癬（みずむし）の治療は痒み（かゆ）がなくなった時点で終了する。

13. 帯状疱疹は水痘ウイルスの再活性化で生じる。

14. 樹状突起は普通1本だけ細胞体から伸びだして、離れた部位にあるほかの神経細胞や運動器に情報を伝える。

15. シナプス後細胞の細胞膜には受容体（レセプター）とよばれる分子が存在する。

16. 右上下肢、ないし左上下肢という半身の麻痺を呈することを対麻痺という。

17. 表在感覚と深部知覚は脊髄内で同じ側を通って脳にゆく。

18. 半側空間失認は高次脳機能障害の一つである。

19. 健常人の日本式昏睡尺度（JCS）は300である。

20. 急性期の脳梗塞の診断には CT 検査での異常所見が有用である。

## 第24回

01. MRI 検査室では放射線被曝に注意する。

02. 脳への血液は内頸動脈と椎骨動脈を通る。

03. 脳血栓症の患者の血圧は 140/90mmHg 未満に維持する。

04. 心房細動で生じた右房内血栓が飛んで脳塞栓症を生じることが多い。

05. 神経脱落症状が強く現れている場合は脳出血よりも、くも膜下出血を考える。

06. 脳静脈洞血栓症が妊娠期に発症すると子癇と誤診される場合がある。

07. ビンスワンガー病では大脳の灰白質が広範に障害される。

08. 急性硬膜外血腫は動脈硬化によって生じることが多い。

09. グリオーマ（神経膠腫）のグレード1は最も悪性のものをいう。

10. 脳下垂体腺腫は大きくなると視神経を圧迫する。

11. 細菌性髄膜炎では髄液中の糖が増加する。

12. 脳膿瘍も転移性脳腫瘍も CT・MRI でリング状の造影効果を示す。

13. 単純ヘルペス脳炎は多くの場合、後遺症を残さずに治癒する。

14. 抗 NMDA 受容体抗体脳炎は肺の小細胞癌を伴う場合が多い。

15. HTLV-1 関連脊髄症は母乳による感染が多い。

16. けいれんを生じないてんかんもある。

17. バルプロ酸は胎児への影響が少ない安全な薬である。

18. 緊張型頭痛ではトリプタンが有効である。

19. パーキンソン病の治療では、L－ドーパでは血液脳関門を通過できないのでドーパミンを投与する。

20. アルツハイマー病の大部分は遺伝によるものである。

01. ピック病ではアルツハイマー病に比べて人格変化を伴いやすい。

02. ハンチントン病は欧米よりも日本に多く発生している。

03. 脊髄小脳変性症は多くの病型を含む総称名である。

04. 進行性核上性麻痺ではタウ蛋白が蓄積する。

05. 筋萎縮性側索硬化症では球症状は生じない。

06. 球脊髄性筋萎縮症は男性のみに発症する。

07. 多発性硬化症では中枢神経系のあちこちで軸索が断裂することで多彩な症状が生じる。

08. 視神経脊髄炎は視神経と脊髄を主病巣とする多発性硬化症の一つの形である。

09. 頸椎症の大部分は遺伝によって生じる。

10. 交通性脊髄空洞症の基礎疾患にキアリ奇形がある。

11. 後縦靱帯骨化症で後縦靱帯は脊髄を前方から圧迫する。

12. 後脊髄動脈の閉塞では温痛覚は保たれる。

13. 末梢神経は、機能的には運動神経、感覚神経、自律神経からなる。

14. 家族性アミロイドポリニューロパチーは常染色体優性遺伝をする。

15. 糖尿病性トリオパチーにはニューロパチーの他、網膜症と腎症がある。

16. ベル麻痺は原因不明の末梢性顔面神経麻痺である。

17. 重症筋無力症はアセチルコリンの放出に必要なカルシウムが入るチャンネルが自己免疫で遮断されて生じる。

18. 多発性筋炎・皮膚筋炎は自己免疫で生じるとされる。

19. デュシェンヌ型筋ジストロフィーは伴性劣性遺伝をする。

20. 肢帯型筋ジストロフィーは常染色体性の遺伝をする。

## 第 26 回

01. 筋強直性ジストロフィーの筋電図検査では針を刺した時のミオトニー放電が特徴的である。

02. 周期性四肢麻痺では呼吸筋の麻痺がしばしば生じる。

03. リソソームは多くの加水分解酵素をもつ細胞内小器官である。

04. 脊髄の灰白質は表層にある。

05. 顔面神経は主に運動神経だが、味覚も伝えている。

06. 閉じ込め症候群では意識は正常である。

07. 脳血栓症の症状は発症時に最も重く、以降軽快する。

08. 脳血栓症による麻痺患者への点滴は原則、麻痺側で行う。

09. 外傷に因らない、くも膜下出血の原因で最も多いのは脳動脈瘤破裂である。

10. もやもや病は成人になってから発症することがほとんどである。

11. ホルモンを産生する脳下垂体腺腫の中ではプロラクチンを産生するものが最も多い。

12. 真菌性髄膜炎の病原真菌はクリプトコッカスが最も多い。

13. 亜急性硬化性全脳炎の脳波所見は周期性同期性放電が特徴的である。

14. クロイツフェルト・ヤコブ病はウイルスによって生じる。

15. 片頭痛では麻痺等の神経脱落症状が先行することが多い。

16. ドーパミンアゴニストはドーパミン受容体を遮断する薬剤の総称名である。

17. アルツハイマー病に用いられるコリンエステラーゼ阻害薬であるドネペジルは、シナプスでの
    アセチルコリン濃度を増加する。

18. 多系統萎縮症はオリーブ核橋小脳萎縮症、歯状核赤核淡蒼球ルイ体萎縮症、シャイドレーガー
    症候群の3疾患を包括する名称である。

19. ジストニアは特定の動作をしようとすると、意図に反して筋肉の麻痺をきたす病態である。

20. 多発性硬化症の症状は軽快したり悪化したりを繰り返す。

01. 変形性脊椎症の様々な病態は椎間板の変性から始まる。

02. 前縦靭帯骨化症は脊髄に障害を与えない。

03. シャルコー・マリー・トゥース病では近位筋の萎縮が強く生じる。

04. 橈骨神経障害が生じると下垂足になる。

05. 重症筋無力症の診断に用いられるエドロフォニウムは神経筋接合部でのアセチルコリン濃度を増やす薬である。

06. デュシェンヌ型筋ジストロフィーの筋萎縮は神経原性筋萎縮である。

07. ミトコンドリア脳筋症の症状はエネルギーを多く必要とする臓器に生じやすい。

08. GM2 ガングリオシドーシスでは糖脂質である GM2 などが神経細胞内に蓄積する。

09. 呼吸にかかわる筋群は延髄の呼吸中枢に支配される。

10. 肺動脈圧は 50/10mmHg くらいが正常である。

11. 肺胞では空気と血液は I 型肺胞上皮細胞を通して接する。

12. 肺胞の表面活性物質 II 型肺胞上皮細胞で産生される。

13. 反回神経は舌咽神経の分枝である。

14. 乾性咳嗽は痰を伴わない咳である。

15. 胸膜の痛みは壁側胸膜よりも臓側胸膜で強く感じる。

16. 声音伝導は肺炎で亢進し、胸水で低下する。

17. 呼吸音の聴診での連続性雑音は気道内の液体を疑わせる。

18. 肺炎桿菌（Klebsiella pneumoniae）はグラム陽性菌である。

19. ネフローゼ症候群で生じた胸水は浸出性胸水である。

20. 結核に感染したことがない BCG 接種者にクオンティフェロン検査を行うと陽性となる。

## 第28回

01. インフルエンザウイルスはRNAウイルスである。

02. アマンタジンはB型インフルエンザウイルスには無効である。

03. 白血球の核の左方移動とは、顕微鏡で観察した時に核が左方に偏在している所見のことをいう。

04. 院内肺炎は、すぐに治療を開始することができるため、市中肺炎に比べて予後が良い。

05. 高齢者の繰り返す肺炎では常に誤嚥の可能性を念頭に置く。

06. 発熱がなくても肺炎を否定できない。

07. 肺化膿症では嫌気性菌が関与していることが多い。

08. 結核の初感染原発巣と粟粒結核の組み合わせを初期変化群という。

09. 気管支喘息では気道の炎症が生じている。

10. 気管支喘息重症発作中に治療していないのにラ音が小さくなってきた時は、発作が自然に軽快してきた兆しなので安心して良い。

11. 成人喘息の長期管理では吸入ステロイドが現在のところ最も有効である。

12. 気道の炎症を抑えるにはβ2刺激薬も有効である。

13. 砂糖きび肺症も機械工肺も真菌や細菌が原因である。

14. サルコイドーシスは女性よりも男性に頻度が高い。

15. 特発性器質化肺炎はステロイド治療が有効である。

16. 急性気管支炎の予後は一般的には良好である。

17. びまん性汎細気管支炎は欧米には少ない疾患である。

18. 慢性閉塞性肺疾患の病変は末梢気道よりも中枢気道に強く生じる。

19. 特発性間質性肺炎のうち、特発性肺線維症はステロイドが効きにくい。

20. 特発性間質性肺炎の蜂巣病変は胸膜直下に多い。

01. 膠原病に合併する肺病変でびまん性肺胞障害（DAD）は多発性筋炎・皮膚筋炎に生じやすい。

02. リンパ球性間質性肺炎はベーチェット病に特徴的である。

03. 石綿肺（アスベストーシス）では肺門リンパ節が融合した大きな結節がみられることが多い。

04. 薬剤によって血管炎や胸膜炎が生じることもある。

05. 日本では静脈血栓症がある患者の 20 ～ 40％が、肺塞栓症を起こすといわれている。

06. 胸部 X 線像で肺門部肺動脈の急な途絶を Knuckle sign とよぶ。

07. 正常人の安静平均肺動脈圧は 30mmHg くらいである。

08. 手術も急性呼吸窮迫症候群（ARDS）の原因になる。

09. ARDS の治療法で有用性が証明されているのは低用量人工換気療法のみである。

10. 過換気症候群は心不全や脳梗塞によることが多い。

11. 閉塞型睡眠時無呼吸症候群では持続気道陽圧療法が有用である。

12. Ⅰ型呼吸不全は高炭酸ガス血症をともなう呼吸不全である。

13. 肺に異常がなくても呼吸不全は生じる。

14. 慢性の高炭酸ガス血症では炭酸ガスナルコーシスは生じにくい。

15. 原発性肺癌はホルモンを産生することがある。

16. 原発性肺癌全体での 5 年生存率は 30 ～ 40％である。

17. 胸腺腫は重症筋無力症を合併することがある。

18. 気胸はブレブやブラの破裂によって生じることが多い。

19. 心筋細胞が収縮する時にはカルシウムが必要である。

20. 急性冠症候群には安定狭心症も含まれる。

## 第 30 回

01. 浮腫（むくみ）は心臓病だけでなく肝臓病、腎臓病でも生じる。

02. 虚血性心疾患の発症には性格も影響する。

03. 大動脈弁閉鎖不全では収縮期雑音を聴取できる。

04. 心電図の aVR, aVL, aVF の a は電圧が「増加した（augmented）」という意味だが、具体的には電圧は 2 倍に増えている。

05. 心筋障害時には、健常な側から障害された側に向かう電気が生じる。

06. ドップラー法を用いた心エコー図では、近付いて来る血球から返ってくる超音波の周波数は、当てた超音波のもとの周波数よりも低くなる。

07. 肺動脈楔入圧は 20 ～ 30mmHg が正常である。

08. 胎児の時は正常でも心房中隔欠損である。

09. 動脈管は胎児の時に大動脈と肺動脈の間をつないでいる正常な血管である。

10. 完全大血管転位症では右心房が左心室と連続している。

11. エプスタイン病では左心房が大きくなり、左心室が小さくなる。

12. 労作性狭心症は動脈硬化による冠動脈の狭窄によって生じる。

13. 心筋梗塞の胸痛は数分から 15 分程度持続する。

14. 心膜腔（心嚢腔）は心内膜と心外膜に挟まれた空間である。

15. 肥大型心筋症は高血圧症や大動脈弁狭窄などによる心肥大を総称する病名である。

16. 肺性心では通常、右心室が拡張・肥大する。

17. 肺塞栓症を生じる塞栓の原因となる物質（塞栓子）は全て血栓である。

18. 心不全のフォレスター分類は心係数と肺動脈楔入圧による分類である。

19. 感染性心内膜炎を生じる頻度は静脈内投与薬物の乱用者では平均よりも高い。

20. リウマチ性弁膜症のリウマチとは手指等の小関節が変形する慢性関節リウマチのことである。

01. 僧帽弁閉鎖不全症では収縮期に逆流性雑音を生じる。

02. 大動脈弁狭窄症では左室肥大を生じる。

03. 大動脈弁閉鎖不全症では肺鬱血を生じ易い。

04. リベロ・カルバロ徴候は肺動脈弁閉鎖不全症で聴かれる拡張期雑音である。

05. ショックを生じる原因は様々だが、全身の細胞が低酸素にさらされることは共通している。

06. 原発性心臓腫瘍のほとんどは悪性腫瘍である。

07. 同じ程度の高血圧でも糖尿病を持つ患者は心筋梗塞や脳卒中を生じる危険度が高い。

08. 褐色細胞腫はアルドステロンを産生する腫瘍である。

09. 心房粗動は心房細動よりも規則的な心電図を示すが、危険度は高い。

10. ロマノ・ワード症候群は遺伝性の心室頻拍である。

11. 心室細動を生じた患者は無処置の場合約半数が死亡する。

12. 大動脈瘤は直径 10cm になるまでは手術を行わない。

13. 静脈の血栓と炎症は通常同時にみられる。

14. フィブリンを溶解させる主な物質はプラスミンである。

15. 関節内の出血は血液凝固因子の異常を疑わせる。

16. 血液培養を行う場合は必ず動脈血を採らなければならない。

17. 患者の血液検査で血清鉄が減少している場合は、貯蔵鉄は既に枯渇していることを疑わせる。

18. ビタミン B12 と結合する胃の内因子は胃の主細胞から分泌される。

19. 再生不良性貧血では白血球と血小板の数は減らない。

20. エリスロポエチンは肝臓でつくられる。

## 第 32 回

01. サラセミアは地中海貧血の別名がある通り地中海沿岸で患者が多いが、日本人にもまれではない。

02. 白血病治療の概念 total cell kill は、白血病細胞が一つでも残っていればいつか必ず再発するという考えに基づく。

03. 白血病の治療においては、白血病そのものの治療だけでなく、貧血、感染、出血などの合併症を上手にコントロールすることが患者の予後を決める。

04. 骨髄異形成症候群は造血幹細胞の異常で生じると考えらえている。

05. 慢性骨髄性白血病ではフィラデルフィア染色体が特徴的である。

06. 真性多血症と本態性血小板血症に共通する遺伝子異常があると報告されている。

07. 慢性リンパ性白血病は小児に多い白血病である。

08. 成人 T 細胞白血病・リンパ腫はウイルスで生じる。

09. 伝染性単核球症は Epstein-Barr ウイルスの初感染によって起こる。

10. 悪性リンパ腫のほとんどはホジキンリンパ腫である。

11. リンパ腫関連血球貪食症候群では高サイトカイン血症が生じている。

12. 多発性骨髄腫は T 細胞型リンパ腫の一つである。

13. 特発性血小板減少性紫斑病では関節腔内や筋肉内などの深部出血が生じ易い。

14. 血栓性血小板減少性紫斑病は後天性の場合、フォンビルブランド因子切断酵素の活性低下によるものが多い。

15. 血友病Aでは活性化部分トロンボプラスチン時間が正常、プロトロンビン時間が延長する。

16. 播種性血管内凝固症候群の血液では凝固を促進するフィブリノーゲンが増加している。

17. 血小板無力症ではフィブリノーゲン受容体が欠如ないし機能低下している。

18. von Willebrand 因子は血管内皮細胞で産生される。

19. シェーンライン・ヘノッホ紫斑病は血小板機能の先天的異常によって生じる。

20. 溶血性尿毒症症候群はベロ毒素を産生する大腸菌の感染によるものが多い。

## 第 33 回

01. 胃酸分泌を抑制するために用いられるヒスタミン H2 受容体拮抗薬が血球を減少させることがある。

02. ビタミン B12 の吸収に必要な内因子は胃の壁細胞から分泌される。

03. 腸に入った水分の約 80％が小腸で吸収される。

04. 交感神経の刺激によって消化管の動きは促進される。

05. 内臓痛は腹部正中線上に自覚される。

06. 大量の下痢によって代謝性アルカローシスを生じることがある。

07. 消化管出血の患者の初期治療ではショックの有無を確かめることが大切である。

08. 触診で脾臓を触知することは不可能である。

09. 消化管穿孔の診断ではバリウムを用いて鮮明な画像を得ることが大切である。

10. 食道アカラシアでは下部食道括約筋が弛緩状態となっている。

11. 喫煙は肺癌の危険因子であって、食道癌とは関係ない。

12. 食道静脈瘤の原因疾患の多くは肝硬変である。

13. 梅毒も胃炎の原因である。

14. ヘリコバクターの除菌には抗生物質とプロトンポンプ阻害薬を併用する。

15. 浸潤が漿膜下層までにとどまる胃癌を早期胃癌という。

16. 機能性イレウス（麻痺性および痙攣性）は緊急開腹手術が必要である。

17. 虚血性腸炎が便秘によって生じることもある。

18. 潰瘍性大腸炎では大腸全層に炎症が生じる。

19. クローン病では栄養状態を良くすると症状も改善することが多い。

20. 腸結核は回盲部に発生しやすい。

## 第34回

01. 過敏性腸症候群は血便を生じることが多い。

02. カルチノイドは主に粘膜生検で診断される。

03. 家族性大腸腺腫症は診断がつき次第、大腸全摘を検討する。

04. 大腸憩室のほとんどは筋層を欠いた仮性憩室である。

05. 内痔核は出血が主症状で、絞扼されない限り疼痛はない。

06. 肝臓のカントリー線は胆嚢底と肝背面の下大静脈を結ぶ線である。

07. 肝臓は1日約20mlの胆汁を生成する。

08. インスリンは膵臓から内分泌されるホルモンである。

09. 肝臓でグルクロン酸抱合されたビリルビンを間接ビリルビンという。

10. 手掌紅斑や、くも状血管腫はエストロゲン過剰によるものと考えられている。

11. 血清総ビリルビンは10mg/dLくらいが正常である。

12. アルコール性肝障害では$\gamma$-GTPが特に上昇する傾向がみられる。

13. 肝細胞癌では$\alpha$-フェトプロテインが陽性になることがある。

14. 腹腔鏡は診断にも治療にも活用されている。

15. B型肝炎ウイルスはRNAウイルスである。

16. A型肝炎ウイルスは主として血液や体液を介して感染する。

17. HBs抗体があるのにHBc抗体がない人は感染者でなくてワクチンを受けた人である。

18. D型肝炎ウイルスは単独では増殖できない。

19. ときに髄鞘におおわれていて、神経の細胞体から通常1本だけ長く飛び出している構造物を樹状突起という。

20. 脊髄では大脳と異なって表面に近い側に灰白質がある。

01. 左右上肢に麻痺がなく、左右下肢に麻痺がある麻痺は対麻痺である。

02. 左側からの深部知覚は延髄に至るまで脊髄の中で左側を通る。

03. 言われていることは理解しているが、上手に話すことができない失語をウェルニッケ失語という。

04. 閉じ込め症候群の患者の意識は正常である。

05. 硬膜外血腫や脳腫瘍などによる脳ヘルニアが疑われる患者には腰椎穿刺による脳脊髄液検査が必須である。

06. 日本の現在の医療費の半分は脳血管障害に使われている。

07. 発症早期の脳梗塞の MRI 画像では拡散強調画像が見やすい。

08. 組織プラスミノーゲン活性化剤（t-PA）は退院後の経口抗血栓薬として有用である。

09. 脳の外から飛んで来る血栓の発生原因として心房細動を考えることが大切である。

10. 高血圧性脳出血の出血部位は被殻が最も多い。

11. 一過性脳虚血発作は数秒間のみ生じる脳梗塞といえる。

12. もやもや病では外頸動脈閉塞のために生じた側副血行路が生じている。

13. 慢性硬膜下血腫の患者は認知症と誤診されていることがある。

14. 髄膜腫でのシンプソン・グレードは腫瘍の悪性度を表している。

15. 脳下垂体腫瘍により視神経が圧迫されて左右の視野ともに内側半分が見えなくなる両鼻側半盲が生じる。

16. 髄膜炎を生じる真菌はクリプトコッカスが最多である。

17. 脳膿瘍の患者の CT・MRI 像では病巣周囲を囲む陰影（ring enhancement）がみられることが多い。

18. 亜急性硬化性全脳炎は風疹ウイルスが脳内で持続感染して生じる。

19. 抗ＮＭＤＡ受容体抗体脳炎の患者では卵巣腫瘍の有無を必ず調べなければならない。

20. クロイツフェルト・ヤコブ病はリケッチアの感染症である。

## 第 36 回

01. てんかんは全て意識障害を伴う。

02. 頭痛薬が頭痛を生じることがある。

03. ナルコレプシー患者の髄液中のオレキシンは低値を示す。

04. パーキンソン病では補充療法のためにドーパミンを内服する。

05. アルツハイマー病でみられる老人斑はアミロイド $\beta$ 蛋白が細胞内に蓄積したものである。

06. アルツハイマー病でみられる妄想、徘徊は中核症状といわれる。

07. ハンチントン舞踏病ではハンチンチン蛋白質のグルタミンの繰り返し個数が非常に多くなっている。

08. 常染色体優性遺伝では 2 本ある染色体のうち 1 本が異常なだけで発病する。

09. 多系統萎縮症で最も多い症状は小脳性運動失調である。

10. 筋萎縮性側索硬化症では自律神経障害による褥瘡の発生が多い。

11. 球脊髄性筋萎縮症は上位運動ニューロンが変性する疾患である。

12. 多発性硬化症の症状は多彩で、再発や寛解を繰り返す。

13. 視神経脊髄炎は視神経と脊髄を選択的に侵す多発性硬化症の 1 病型である。

14. 急性散在性脳脊髄炎も多発性硬化症と同様に、患者の多くが再発・寛解を繰り返す。

15. 頸椎症・腰椎症は常染色体劣性遺伝で生じる先天性疾患である。

16. 平山病は首の前屈を繰り返すことで頸髄前角の運動神経細胞が脱落する病気である。

17. 後縦靭帯は脊髄の後ろ側を縦に走っている靭帯である。

18. ギラン・バレー症候群の髄液にみられる蛋白細胞解離とは細胞数が増加しているのに蛋白濃度が正常である現象をいう。

19. 糖尿病性トリオパチーというのは、網膜症、腎症、ニューロパチー（末梢神経障害）をいう。

20. ベル麻痺は原因不明の末梢性顔面神経麻痺である。

## 第 37 回

01. 重症筋無力症では神経終末からのアセチルコリンの放出が減っている。

02. ランバート・イートン筋無力症候群では自律神経障害もみられることがある。

03. 皮膚筋炎の患者では悪性腫瘍の有無を精査しなければならない。

04. 蛋白質であるジストロフィンは、通常の人にはなく、進行性筋ジストロフィーの患者がもつ特有の蛋白質である。

05. 乳酸貯留はミトコンドリア脳筋症に多く見られる病態である。

06. ゴーシェ病、ニーマン・ピック病は糖脂質蓄積症である。

07. 血中エタノール濃度が約 300mg/dl の人の状態は認知障害、協調運動障害、多幸症、脱抑制などである。

08. 全身性エリテマトーデスに伴う中枢神経病変を CNS ループスという。

09. 中枢神経（脳と脊髄）の有髄神経の髄鞘は星状膠細胞でできている。

10. 上位運動ニューロン（錐体路）は脊髄内では側索を通る。

11. 顔面神経には味覚を感じる知覚神経や副交感神経も含まれている。

12. てんかんの診断では脳波が最も有用である。

13. 粥状硬化の好発部位は動脈の分岐部に多い。

14. 脳塞栓を発症した 2 日後に再開通がみられた場合、改善の兆しと判断できる。

15. 脳の動脈は静脈と併走して（並んで走って）いる。

16. 側頭部の急性硬膜外血腫は中硬膜動脈の損傷で生じる。

17. 髄芽腫は高齢者の小脳に好発する。

18. 単純ヘルペス脳炎の脳波は左右差のある周期性同期生放電が特徴である。

19. 梅毒トレポネーマはペニシリン耐性菌が多い。

20. てんかん患者は日本では約 125 人に 1 人の頻度である。

## 第38回

01. 片頭痛で使われるトリプタン製剤はセロトニン受容体遮断薬である。

02. アセチルコリンエステラーゼ阻害薬はアセチルコリンの作用を阻害する薬である。

03. 脊髄小脳変性症は孤発性か遺伝性か、小脳障害のみか多系統の障害を伴うかで分けてゆくと診断しやすい。

04. 進行性核上性麻痺では異常に燐酸化されたタウ蛋白が細胞内に蓄積する。

05. 球脊髄性筋萎縮症の異常遺伝子は常染色体上にある。

06. 多発性硬化症の患者が発熱や入浴などで増悪することをウートフ現象という。

07. 黄色靭帯が肥厚しても脊髄症状は起きない。

08. 前脊髄動脈の閉塞では触覚や深部知覚が消失する。

09. シャルコー・マリー・トゥース病には軸索変性を生じる型もある。

10. 筋特異的チロシンキナーゼに対する自己抗体による筋無力症の患者のアセチルコリン放出は正常である。

11. 皮膚筋炎のゴットロン徴候とは両側眼瞼の皮疹のことである。

12. 低身長と難聴はミトコンドリア脳筋症に多く見られる病態である。

13. ウェルニッケ脳症は葉酸欠乏による脳出血である。

14. 吸気時に肺は横隔膜につながる横紋筋に引っ張られて膨張する。

15. 肺血流は肺尖部に少なく、肺底部に多い。

16. 肺胞形成は出生後も続く。

17. ばち指は心疾患と呼吸器疾患以外ではみられない所見である。

18. 痰はムチンと血漿由来成分からなり、ムチンは痰の40%くらいの体積を占める。

19. 肺癌によって 嗄声が生じることがある。

20. 胸膜摩擦音は呼気吸気いずれの時相にも聴かれることが多い。

01. MRI の造影剤には水溶性ヨード造影剤が用いられることが多い。

02. フローボリューム曲線の縦軸は呼気流量である。

03. 血液ガス分析に用いる動脈血は通常、総頸動脈を穿刺して得る。

04. かぜ症候群の原因となるウイルスで最も多いのはライノウイルスである。

05. 高齢者の肺炎で呼吸器症状が欠如することがある。

06. 誤嚥性肺炎は再発することは少ない。

07. 医療・介護関連肺炎の死亡率は院内肺炎よりも高い。

08. メンデルソン症候群は胃液の誤嚥で生じる。

09. 肺化膿症が脳膿瘍を合併することもある。

10. 結核菌に感染した者のほぼ全員が発病する。

11. 気管支喘息の発症に遺伝が関与する。

12. 気管支喘息は重症化すると呼吸性アルカローシスになる。

13. 気管支喘息は発作がない時にも治療が必要である。

14. 過敏性肺炎である養蚕従業者肺の原因抗原はカイコに付着するカビである。

15. サルコイドーシスの自覚症状は視力障害が最も多い。

16. 特発性器質化肺炎にはステロイド治療が有効である。

17. びまん性汎細気管支炎は無治療でも自然に治る疾患である。

18. COPD（慢性閉塞性肺疾患）の患者の１秒率は低下する。

19. 特発性肺線維症にはステロイド治療が有効である。

20. 特発性間質性肺炎の重症度は安静時の動脈血酸素分圧で分類する。

## 第 40 回

01. 膠原病に合併する間質性肺炎の肺生検病理組織所見と予後は相関がある。

02. 綿も塵肺症の原因物質である。

03. 薬剤が原因の胸膜炎もある。

04. 薬剤性肺障害に特異的な（他の疾患にはみられない）症状はない。

05. 肺血栓塞栓症での肺血流は全て均一である。

06. 急性肺損傷の原因となる活性酸素は主に好中球から放出される。

07. 急性肺損傷の組織所見はびまん性肺胞傷害が特徴的である。

08. 急性肺損傷による線維化の予防に副腎皮質ステロイドが有効である。

09. 閉塞型睡眠時無呼吸症候群の患者は無呼吸時に動脈血酸素飽和度が低下する。

10. 動脈血酸素分圧が低下している時には、動脈血二酸化炭素分圧にかかわらずすぐに酸素を与える。

11. 貧血の患者は酸素を運ぶ能力が低いので、チアノーゼが生じやすい。

12. 肺癌による死亡者数は年々減少している。

13. TNM 分類による肺癌での IV 期を早期肺癌と呼ぶ。

14. 前縦隔に生じる腫瘍はほとんどが神経原性腫瘍である。

15. 胸水の貯留をレントゲン写真で確認するには立位が最も見やすい。

16. 気胸は死因にならない。

17. 慢性肺機能障害で足の筋肉が萎縮することがある。

18. 呼吸リハビリテーションは、80 歳以上の患者におこなってはならない。

19. 呼吸リハビリテーションにおける看護師の役割は大きい。

20. 禁煙指導を行っている患者には、来院のたびごとに毎回カウンセリングを行う。

01. 禁煙指導は1回でうまくゆくことは少ない。

02. 血痰の血液は多くは気管支動脈が関与する。

03. インフルエンザに用いるノイラミニダーゼ阻害薬は、既にウイルスに感染した細胞も正常に戻す。

04. 静脈血の酸素飽和度は 10%くらいである。

05. 咳中枢は延髄にある。

06. 横隔膜の中心部での病変により、肩に痛みを感じる。

07. ミラー＆ジョーンズの分類は痰の中の抗酸菌数の分類である。

08. ツベルクリン反応は感度は高いが特異性は低い。

09. 肺炎にかかっても発熱せず体温が 35 度以下の患者は予後が良いと予測できる。

10. インフルエンザはウイルス性疾患であるから、インフルエンザワクチンは細菌性肺炎の予防に役立たない。

11. Mycobacterium tuberculosis は非結核性（非定型）抗酸菌症を生じる原因菌の中で最も頻度が高い。

12. 気管支喘息の発症にはサイトカインが関与する。

13. 慢性過敏性肺炎による病変は線維化が主体である。

14. サルコイドーシスの原因は不明だが、サイトカインとケモカインの役割が重要である。

15. びまん性汎細気管支炎に抗生物質であるエリスロマイシンが有効な理由は、その抗菌活性にある。

16. 特発性間質性肺炎を生じる最も多い原因は膠原病である。

17. 膠原病に合併する間質性肺炎の発症には、T 細胞だけでなく B 細胞も関与する。

18. 漢方薬は安全な薬であり、薬剤性肺障害の原因にならない。

19. 肺血栓塞栓症で肺動脈平均圧が 40mmHg になると最大の右心負荷状態になり、救命が困難となる。

20. 全身性炎症反応症候群（SIRS）で生じる臓器障害は肺に限らないが、肺が最も障害を受けやすい。

## 第 42 回

01. 中枢型睡眠時無呼吸症候群の治療には持続気道陽圧（CPAP）療法が有効である。

02. 四肢末端のみのチアノーゼ（末梢性チアノーゼ）では動脈血酸素分圧（PaO2）が正常なことがある。

03. FDG-PET 検査による癌の検出の根拠は、癌細胞ではブドウ糖代謝が正常細胞の数倍に亢進していることによる。

04. 胸水貯留時にみられる咳は、胸水によって胸膜表面の咳受容体が刺激されることで生じる。

05. 胸膜中皮腫は細胞診や病理組織診で診断確定する。

06. 口すぼめ呼吸の意義は気道内を陽圧にすることにある。

07. 現在、禁煙治療は未だ保険適応ではない。

08. かぜの原因になるライノウイルスが肺炎を生じにくいのは、増殖至適温度が低いことが大きく関与する。

09. 心筋細胞の収縮にはカルシウムイオンが必要である。

10. 心臓は 1 分間に約 1 リットルの血液を押し出す。

11. 動悸の原因で多いものは不整脈である。

12. 浮腫とは細胞内に水分が異常に貯留した状態をいう。

13. 貧血の患者ではチアノーゼが目立ち易い。

14. 一人暮らしの男性は虚血性心疾患のリスクであるといわれる。

15. 聴診器のベル型チェストピースは膜型よりも低音がよりよく聴こえる。

16. 心電図の P 波は心室の再分極過程に対応する。

17. 右室肥大の患者の心電図では V1 の R 波が V6 の R 波より大きい。

18. 日常的な自由行動下で長時間にわたり連続記録する心電図をマスター法という。

19. ドプラ法で血流を測る時には、血流に対して探触子をできるだけ垂直に当てるようにする。

20. 静脈から右心房、右心室を通って肺動脈まで挿入するカテーテルをネラトンカテーテルという。

## 第43回

01. 心拍出量の測定は、多くは熱希釈法で行われている。

02. 冠動脈造影は静脈にカテーテルを挿入して造影剤を流す。

03. 心房中隔欠損症では症状がない患者が多い。

04. 心室中隔欠損症は先天性心疾患のうちで最も頻度の高い疾患であり、先天性心疾患の70%をしめる。

05. ファロー四徴症では肺動脈の左室騎乗のために大動脈狭窄となる。

06. 完全大血管転位症では大動脈が右室から出ている。

07. エプスタイン病の患者への心臓カテーテル検査は不整脈を誘発し易いので特に注意する。

08. 不安定狭心症の患者には積極的に運動負荷心電図検査を行って心筋梗塞の発症を予知することが大切である。

09. 広範前壁梗塞は前壁中隔梗塞と側壁梗塞が同時に起きたものと考えてよい。

10. 原因不明な心膜炎の多くにウイルスが関与していると考えられている。

11. 収縮性心膜炎の患者は腹水を貯留していることがある。

12. 肥大型心筋症の最も多い原因は高血圧である。

13. 僧帽弁狭窄症による肺鬱血で生じた右室肥大も肺性心と呼ぶ。

14. 酸素療法は換気障害型肺性心でも肺血管型肺性心でも有用である。

15. 肺血栓塞栓症が疑われた患者は肺動脈造影をして確定診断をするまで治療はしない。

16. 心不全という言葉は病名でなく病態を表す名である。

17. 急性心筋梗塞による左心不全の重症度を4つのクラスで表した分類がキリップ分類である。

18. 感染性心内膜炎の患者の半数は自然治癒する。

19. 現在日本ではリウマチ熱の発生率は非常に少ない。

20. 僧帽弁狭窄症で心房細動を合併することがある。

## 第44回

01. 慢性の僧帽弁閉鎖不全症では僧帽弁狭窄症に比べて肺の鬱血を生じにくい。

02. 僧帽弁逸脱は心エコー図検査では検出できない。

03. 大動脈弁狭窄症では左心室に求心性肥大を生じる。

04. 大動脈弁閉鎖不全症では拡張期雑音が聴かれるが、相対的な大動脈弁狭窄により収縮期雑音も聴かれる。

05. 三尖弁閉鎖不全症で聴かれる収縮期雑音が吸気時に増強することをリベロ・カルバロ徴候という。

06. 肺動脈弁閉鎖不全症で聴かれる収縮期雑音をグラハム・スティール雑音という。

07. 敗血症性ショックは warm shock と呼ばれるように、血圧も尿量も減少しない。

08. 続発性（転移性）心臓腫瘍の中では、悪性黒色腫は高率に心臓転移を生じる。

09. 本態性高血圧の原因として挙げられる食塩の過剰摂取は高血圧を促進するが、真の原因ではない。

10. 糖尿病を合併していると高血圧の危険度が増す。

11. 褐色細胞腫はアルドステロンを産生する副腎腫瘍である。

12. 洞不全症候群は徐脈を生じるが、頻脈を合併することがある。

13. 第1度房室ブロックと第2度房室ブロック1型（ウエンケバッハ型）の予後は不良である。

14. 上室性頻拍の多くはリエントリーによるものであることがわかってきた。

15. ロマノ・ワード症候群は遺伝性に心室頻拍を生じる疾患である。

16. 心室細動に有効とされている唯一の抗不整脈薬はアミオダロンである。

17. 解離性大動脈瘤の発生部位は上行大動脈が最も多い。

18. 閉塞性動脈硬化症は若年女性に好発する。

19. 房室結節とプルキンエ線維の間にはヒス束がある。

20. 上室性期外収縮は無症状であることが多い。

## 第45回

01. 意識不明であっても救急性があるとは限らない。

02. エルブの領域とは4つの弁の音がいずれも聴こえる領域である。

03. PQ間隔は心室の脱分極の時間を表す。

04. 心エコー（超音波）図Mモード法での横軸は時間を表す。

05. 左心室の駆出率（EF）の正常値は10～20%である。

06. 心内膜床欠損症の不完全型は心室中隔欠損を伴わない。

07. ファロー四徴症では感染の危険が高い。

08. 肺動脈狭窄症では肺高血圧症を生じやすい。

09. 心筋の後壁梗塞の患者の心電図ではV1とV2にSTの異常がみられることが多い。

10. 収縮性心膜炎では左心室の拡張障害により強い肺鬱血を生じる。

11. 肥大型心筋症の管理では不整脈のコントロールが大切である。

12. 「慢性」肺血栓塞栓症の血栓は他から飛んで来た血栓でなく、肺動脈内に生じた血栓である。

13. 心係数1L/分/m2で肺動脈楔入圧10mmHgの患者は利尿薬や血管拡張薬で治療する。

14. 連合弁膜症とは1つの弁に狭窄と閉鎖不全の両方が生じたことをいう。

15. 慢性の僧帽弁閉鎖不全症では肺鬱血は生じにくい。

16. 大動脈二尖弁はリウマチ熱の後遺症として生じる。

17. 三尖弁狭窄症では肺鬱血が生じやすい。

18. ショックの診断基準では収縮期血圧は90mmHg以下である。

19. 高血圧を治療する目的は合併症の予防にある。

20. 低血圧症の定義は安静臥位の血圧が拡張期で100mmHg以下で、かつ症状があることである。

## 第 46 回

01. 心房粗動は心房細動よりも遅く、危険度も低い。

02. 心室性期外収縮の連発をショートラン short run という。

03. 解離性大動脈瘤のスタンフォード分類は解離が上行大動脈に及ぶか否かの 2 つにのみ分ける分類に過ぎない。

04. 上衣細胞は膠細胞ではないが、上衣腫は神経膠腫に含まれている。

05. 脳に血液を送っているのは左右の外頸動脈と左右の椎骨動脈である。

06. 右片麻痺では失語の有無が鑑別に重要である。

07. 左側の深部知覚は延髄まで左側を上行する。

08. 左右下肢の対麻痺は高次脳機能障害の一例と言える。

09. ウェルニッケ脳症は低血糖によって昏睡を生じる病気である。

10. 患者が医師に言いにくい情報を患者から得ることも、看護師による病歴聴取が大切な理由の一つである。

11. 急性期脳梗塞の画像診断では CT が最も有用である。

12. 脳血栓症の原因となる粥状硬化は動脈の分岐部に生じやすい。

13. 脳梗塞の急性期では患者の状態に関係なく一律に降圧療法を行うことが望ましい。

14. 心房細動によって生じた血栓が脳へ飛び、脳塞栓症をきたすことは少なくない。

15. 一般的に脳梗塞は脳出血に比べて発病初期での頭蓋内圧亢進症状は少ない。

16. 一過性脳虚血発作では数秒間のみの意識障害が生じる。

17. もやもや病は左右の椎骨動脈終末部の狭窄または閉塞によって異常血管が出現する病気である。

18. 髄膜腫はクモ膜の細胞から発生する腫瘍である。

19. 退形成性星細胞腫よりも、びまん性星細胞腫の方が悪性度が高い。

20. 脳下垂体腺腫は良性腫瘍である。

## 第 47 回

01. 胚細胞腫瘍の胚腫（ジャーミノーマ）は放射線療法が有効である。

02. ウイルス性髄膜炎の患者の髄液内の糖の濃度は正常値を示すことが多い。

03. 単純ヘルペス脳炎は単純ヘルペスウイルス 2 型（HSV-2）で生じることが多い。

04. 神経梅毒で生じる進行麻痺は初感染後 1 年以内に起こることが多い。

05. ヒト T 細胞白血病ウイルス 1 型（HTLV-1）の感染経路の一つに母乳を介する感染がある。

06. てんかん発作後、痙攣した側の麻痺が一過性に残存することを Todd の麻痺という。

07. 運動麻痺や髄膜刺激症状は片頭痛など一次性頭痛に特有の症状である。

08. ナルコレプシーの患者の髄液のオレキシン濃度は増加している。

09. パーキンソン病の神経病理学的特徴の一つに神経原線維変化がある。

10. アルツハイマー病の本質である認知機能障害による症状を中核症状という。

11. ピック病では人格の崩壊が顕著である。

12. ハンチントン病の原因遺伝子が翻訳されて作られた蛋白質のN末端近くではアミノ酸であるグルタミンの数が増えている。

13. 優性遺伝性脊髄小脳変性症では全ての病型で遺伝子産物（蛋白質）のグルタミンの数が増えている。

14. 多系統萎縮症はオリーブ橋小脳萎縮症、線条体黒質変性症、ギラン・バレー症候群の 3 疾患を包括する名称である。

15. ジストニアでは筋肉に力が入らずに動けなくなる。

16. 球脊髄性筋萎縮症では上位運動ニューロンは障害されない。

17. 多発性硬化症の急性増悪期の治療法の一つにステロイドパルス療法がある。

18. 急性散在性脳脊髄炎は 30 歳代の女性に最も多い。

19. 脊椎症における脊柱管後方からの圧迫の原因の一つに黄色靭帯の肥厚がある。

20. 平山病は常染色体劣性遺伝をする頸髄の変性と、それに伴う上肢の神経原性筋萎縮を生じる疾患である。

## 第 48 回

01. 後縦靱帯骨化症での石灰化は MRI よりも単純エックス線画像の方が明瞭に観察できる。

02. 脊髄に血液を与えている前後脊髄動脈は後脊髄動脈の方が広い範囲に血液を還流している。

03. 慢性炎症性脱髄性多発神経炎はギラン・バレー症候群の別名である。

04. ドゥジェリーヌ・ソッタ病はシャルコー・マリー・トゥース病 1 型の重症型と考えられている。

05. 糖尿病性ニューロパチーでは自律神経は障害されない。

06. ラムゼイ・ハント症候群は帯状疱疹ウイルス感染による顔面神経麻痺である。

07. エドロフォニウムは神経筋接合部でのアセチルコリンの量を増やす。

08. ランバート・イートン筋無力症候群では、電位依存性ナトリウムチャンネルに対する自己抗体が生じることによって神経終末部でのアセチルコリンの放出障害が生じる。

09. 皮膚筋炎の患者には悪性腫瘍の合併をみることが多い。

10. デュシェンヌ型筋ジストロフィーの患者の骨格筋の細胞膜は脆弱で破損しやすい。

11. 顔面肩甲上腕型筋ジストロフィーは女性にも生じる。

12. 慢性進行性外眼筋麻痺はミトコンドリア DNA の大欠失によって生じる。

13. 低カリウム性周期性四肢麻痺の誘因に運動・炭水化物の大量摂取がある。

14. 気道のうち声帯より末梢を下気道という。

15. 正常な肺循環楔入圧（平均肺動脈圧）は、50mmHg くらいである。

16. 肺胞の表面活性物質（サーファクタント）は、Ⅰ型肺胞上皮細胞で産生される。

17. 肺癌は嗄声（しゃがれ声）の原因になる。

18. 痰を伴わない咳を湿性咳嗽という。

19. 気管および気管支の痛みは三叉神経を介して脳に伝えられる。

20. 胸水が貯留した場合には、打診をするとコツコツといった石を叩くような音がする。

01. MRI の造影剤にはガドリニウムが用いられることが多い。

02. 1 秒率と％肺活量がともに 60％ならば、混合性換気障害である。

03. AIDS（HIV 感染症）の患者では、ツベルクリン反応が陰性を示す場合がある。

04. ノイラミニダーゼ阻害薬は、インフルエンザ発症後 48 時間を経過した後でも有効である。

05. 肺炎患者の痰に悪臭があれば嫌気性菌の関与を疑う。

06. 肺炎球菌およびレジオネラの感染は尿でも検査できる。

07. 医療・介護関連肺炎の死亡率は、市中肺炎と院内肺炎の中間である。

08. 口腔内を清潔に保つと誤嚥性肺炎の発症が減る理由は、口腔内の清潔により誤嚥自体が減るからである。

09. 肺化膿症の起炎菌は嫌気性菌が最も多い。

10. 非定型抗酸菌症の患者の看護にあたっては、うつされないように十分に気を付けることが大切である。

11. 気管支喘息のアトピー型とは、環境アレルゲンに対する特異的 IgG 抗体を認めるものである。

12. 気管支喘息患者の自己管理にピークフローメーターが使われる。

13. ステロイド薬には副作用があるので、気管支喘息患者への吸入ステロイド薬の使用は発作時のみに限ることが大切である。

14. 過敏性肺炎を診断するための問診では、住んでいる家の築年数も聞く。

15. 鳥関連過敏性肺炎は生きた鳥だけでなく羽毛布団も原因になる。

16. サルコイドーシスの自覚症状には、両側肺門リンパ節腫脹が最も多い。

17. 急性気管支炎は 1 か月以内に治癒する。

18. 慢性閉塞性肺疾患の患者のフローボリューム曲線では、ピークフローが低い。

19. 慢性閉塞性肺疾患の患者への酸素療法では、動脈血酸素飽和度（PaO2）を 90％以上に維持する。

20. 特発性間質性肺炎の中で最も多いタイプは特発性肺線維症であり、ステロイドがよく効く。

## 第 50 回

01. びまん性肺胞障害（DAD）は膠原病の随伴症としては全身性進行性硬化症（SSc）に伴うことが多い。

02. 石綿肺では肺結核を合併する頻度が高い。

03. ベリリウムも間質性肺炎の原因になる。

04. 薬剤性肺障害に特異的な症状（他の病気には起きない症状）はない。

05. Virchow の三徴といわれる肺血栓塞栓形成の危険因子の 3 つは、血管壁の変化、血液性状の変化、血流の鬱滞である。

06. 肺高血圧症とは安静時平均肺動脈圧が 100mmHg 以上の病態をいう。

07. 急性肺損傷・急性呼吸窮迫症候群は活性化された好中球による障害である。

08. 急性肺損傷・急性呼吸窮迫症候群の予後は線維化が強いと不良である。

09. 過換気症候群には重大な器質的疾患が隠れていることが多い。

10. 炭酸ガス（二酸化炭素）の蓄積を伴う呼吸不全を、Ⅰ型呼吸不全という。

11. 筋ジストロフィーは呼吸不全の原因になる。

12. 低酸素血症があるだけで肺動脈圧は上昇する。

13. 肺癌の治療において小細胞癌のみ分ける理由は、小細胞癌は進行が速いので手術を優先するからである。

14. 胸腺腫は後縦隔に好発する。

15. 壁側胸膜は痛みを感じない。

16. ブレブは胸膜内囊胞、ブラは胸膜下囊胞である。

17. 胸膜表面を覆う細胞は内皮細胞である。

18. 慢性呼吸不全の患者にとっては酸素療法をしっかり行えば、呼吸リハビリテーションは不要なものである。

19. 肺機能が非常に低下している患者は呼吸リハビリテーションの対象にならない。

20. 口すぼめ呼吸をすることで呼気時に気道を陽圧に保てる。

| 第 51 回 |
| --- |

01. 一度で禁煙が成功しないのは患者の意志が弱いからである。

02. 禁煙を促すカウンセリングは短時間でも毎回行うとよい。

03. ブリンクマン指数は1日の喫煙本数と喫煙年数の積である。

04. 左右肺に挟まれて縦隔がある。

05. 静脈血の酸素飽和度は40%くらいである。

06. 肺胞にはリンパ管はない。

07. 喘鳴は気道の狭窄を示唆する。

08. 乾性咳嗽は発熱を伴わない咳である。

09. Biot（ビオー）呼吸は代謝性アシドーシスを示唆する。

10. 声音伝導・音声伝導は肺炎で亢進し、胸水で低下する。

11. 肺血流シンチグラフィーでは患者にクリプトンガスやキセノンガスを吸入させて撮影する。

12. フローボリューム曲線の縦軸は1秒率を表す。

13. 血液ガス分析のための動脈血は橈骨動脈から採っても良い。

14. ライノウイルスの感染経路は、手指を介した接触感染が主である。

15. 肺炎の診断でもCT検査は有用である。

16. 肺炎で入院した患者も院内肺炎に含める。

17. 医療・介護関連肺炎の患者を扱う時には、常に誤嚥の可能性を念頭に置く。

18. 誤嚥性肺炎の原因微生物は肺炎球菌が最も多い。

19. 肺化膿症は膿胸とも呼ばれる。

20. 結核菌は肺以外の臓器には感染しない。

## 第 52 回

01. エイズの患者では非結核性（非定型）抗酸菌症を生じやすい。

02. 気管支喘息の発症には好酸球も関与している。

03. 気管支喘息の重症発作の患者で、治療もしていないうちに連続性ラ音が聞こえなくなったら、軽快してきた証拠なので安心してよい。

04. 過敏性肺炎では真菌や細菌などが抗原となる。

05. 生きた鳥だけでなく、鳥の剥製も過敏性肺炎の原因になる。

06. サルコイドーシスの日本での新規発症者数は男性が多い。

07. 特発性器質化肺炎も急性・慢性好酸球性肺炎もステロイド治療が有効である。

08. 急性気管支炎の原因は殆どが感染である。

09. びまん性汎細気管支炎の自然予後は不良である。

10. COPD（慢性閉塞性肺疾患）の検査ではスパイロメトリーが重要である。

11. 間質性肺炎でいう「間質」には肺胞上皮細胞が含まれる。

12. 蜂巣病変とは肺門部に大小の嚢胞が形成される病変である。

13. 膠原病に合併する間質性肺炎は何れ（いず）の病型でもステロイドがよく効く。

14. 石綿肺では悪性胸膜中皮腫は生じるが癌は起こさない。

15. 薬剤性肺障害は多彩であるが、何れも軽症である。

16. 薬剤性肺障害の発生は個々の薬剤の副作用データから全て予測予防可能である。

17. 急性肺血栓塞栓症の原因の殆どは深部静脈血栓症である。

18. 肺高血圧症は安静時平均肺動脈圧が 25mmHg 以上の病態をいう。

19. 急性肺損傷（ALI）よりも急性呼吸窮迫症候群（ARDS）の方が酸素化能が低い。

20. ALI/ARDS の病理組織像はびまん性肺胞傷害（DAD）である。

01. 過換気症候群は高齢男性にはみられない病気である。

02. 閉塞型睡眠時無呼吸症候群は心不全や脳梗塞などの脳疾患に伴うことが多い。

03. 呼吸不全では動脈血酸素分圧 PaO2 が 60 Torr 以下となる。

04. 重症筋無力症は呼吸不全の原因になる。

05. PaO2 が正常でも四肢末端にチアノーゼがみられることがある。

06. 肺癌の癌細胞は様々なホルモンを産生することがある。

07. TNM 分類でのNは遠隔転移の有無を表す。

08. 縦隔腫瘍で神経原性腫瘍は前縦隔に発生しやすい。

09. 胸水の貯留は拘束性換気障害をきたす。

10. 空気を容れた囊胞が肺内に生じている病態を気胸という。

11. 中皮腫は全てが悪性である。

12. 上下肢の筋力トレーニングも呼吸リハビリテーションに含まれる。

13. 禁煙指導は十分に時間をかけて行うものであるので、3 分間程度のカウンセリングならば、しないのと同じである。

14. 洞房結節で発生した電気は His 束を通ってから房室結節へ伝わる。

15. 肺塞栓症は無痛性である。

16. 孤立性心房細動は基礎疾患なしに生じる心房細動である。

17. 肝硬変も浮腫の原因になる。

18. 高齢者の弁膜症では既往歴を聞くことが大切である。

19. 健康な人では肺動脈弁は大動脈弁より先に閉じる。

20. 心電図の V1-V6 は手足に付けた電極の電圧を測っている。

## 第 54 回

01. 右心房に負荷がかかると P 波の電圧が大きくなる。

02. 高カリウム血症では T 波の電圧が小さくなる。

03. 心エコー図検査にあたっては患者の被曝に注意しなくてはならない。

04. スワン・ガンツ・カテーテルは左心室に挿入するものである。

05. 冠動脈造影時に狭窄部を拡げる治療を行うことができる。

06. 左心室造影でのグースネックサイン（鵞鳥の首徴候）は心内膜症欠損症で特徴的な所見である。

07. アイゼンメンジャー症候群は生下時からみられる心奇形の一つである。

08. 動静脈血が全く混合しない場合、完全大血管転位症の新生児は即死する。

09. 大動脈縮窄症は大動脈に狭窄がある奇形である。

10. エプスタイン病では僧帽弁が低位に付着している。

11. 下壁梗塞をみたら右冠動脈閉塞を疑う。

12. 心筋梗塞の合併症に心破裂がある。

13. 急性心膜炎の心電図では ST 上昇が特徴的である。

14. 高血圧症による左心室の心筋肥大は、肥大型心筋症の最も多い原因である。

15. 肺性心の例として、僧帽弁狭窄症による肺鬱血を挙げることができる。

16. 肺塞栓症の塞栓物は脂肪でも羊水でもよい。

17. 下腿の浮腫は左心不全の患者によくみられる症状である。

18. 左心不全の治療では循環血液量を減らすために利尿剤を用いるとよい。

19. 感染性心内膜炎の起炎菌は $\alpha$ 溶血性連鎖球菌が最も多い。

20. リウマチ性弁膜症のリウマチとは手指が変形する慢性関節リウマチのことである。

## 第55回

01. 人工弁に置換した場合、抗凝固療法を生涯続ける。

02. 僧帽弁閉鎖不全では拡張期に逆流性雑音を発生する。

03. 大動脈二尖弁は先天性のものである。

04. 大動脈弁閉鎖不全症は大動脈弁尖自体に異常がなくても生じる。

05. 三尖弁閉鎖不全症の患者で吸気時に増強する収縮期雑音をグラハム・スティール雑音という。

06. 出血がなく、心臓に異常がなくてもショックは生じる。

07. 原発性心臓腫瘍で最も多いものは悪性中皮腫である。

08. 高血圧の定義は拡張期血圧 140mmHg 以上である。

09. 末梢血管抵抗が上がると血圧は下がる。

10. 血圧を測定する時のマンシェットを巻く強さが弱いと、正しい血圧よりも高い血圧に誤測定される。

11. 原因が明らかな高血圧は高血圧患者の 1%未満しかいない。

12. 内分泌異常で生じる高血圧で先ず疑うべきは副腎である。

13. PQ 間隔（心房から心室へ電気が伝わる時間）が正常から次第に延長し、一拍お休みして、正常に戻る、を繰り返すものをモビッツⅡ型房室ブロックという。

14. 正常収縮、正常収縮、期外収縮を繰り返す脈を二段脈という。

15. 上室性頻拍の上室性とは房室結節以前の部位という意味がある。

16. 心室細動に有効な唯一の薬はアミオダロンである。

17. 解離性大動脈瘤では中膜内に解離が生じている。

18. 血小板は骨髄芽球の細胞質がちぎれて生じる。

19. 血管断裂部に血小板が付いて仮封することを一次止血という。

20. 血清鉄は鉄輸送蛋白質であるフェリチンと結合している。

## 第56回

01. 巨赤芽球性貧血は葉酸欠乏でも生じる。

02. 再生不良性貧血では好中球数と血小板数は正常である。

03. 発作性夜間ヘモグロビン尿症の患者の赤血球膜は補体に対する感受性が亢進している。

04. 急性冠症候群には不安定狭心症も含まれる。

05. 右心不全が起きると肺鬱血により起坐呼吸がみられる。

06. タイプAの性格とはゆったりとした性格である。

07. 心電図でPQ間隔は電気が心房内を進む時間である。

08. 心臓のMモードエコー図では断層面が表示される。

09. 健康な人の1分間の心拍出量は4から5ℓである。

10. 動脈管は肺動脈と大動脈の間にある。

11. ファロー四徴症では肺高血圧を生じやすい。

12. 冠動脈インターベンション（PCI）は開胸手術による治療法である。

13. 収縮性心膜炎の患者の約半数で心膜の石灰化を認める。

14. 閉塞性肥大型心筋症では左室流出路に狭窄を伴う。

15. 肺血流シンチグラムで血流が低下した部位は赤色に描出される。

16. 心機能が低下した時に心臓が収縮力を増す代償機序をフランク・スターリング機構という。

17. 感染性心内膜炎の起炎菌はα溶血性連鎖球菌が最も多い。

18. 連合弁膜症とは2つ以上の弁に障害を伴う弁膜症をいう。

19. 逆流の程度を表すセラーズ分類は心エコー図検査によって分類する。

20. 大動脈弁閉鎖不全症による左心室の負荷は容積負荷ではなく圧負荷である。

01. 骨盤骨折は 2 リットルの出血と考える。

02. 心臓の粘液腫の好発部位は左房である。

03. 末梢血管抵抗が上がると血圧は下がる。

04. 上室性期外収縮では幅の広い QRS 波が出現する。

05. ロマノ・ワード症候群は遺伝性疾患である。

06. 閉塞性動脈硬化症は小児に好発する。

07. リンパ液はリンパ節の外側から流れ込む。

08. 紫斑は皮下出血である。

09. 発作性夜間ヘモグロビン尿症では赤血球に対する自己抗体が生じて溶血が生じる。

10. エリスロポエチンは肝臓で産生されている。

11. 急性リンパ性白血病の白血病細胞はリンパ節で生じる。

12. 白血病の治療は寛解導入 → 維持強化 → 地固めの順に行う。

13. 骨髄異形成症候群は造血幹細胞の異常である。

14. フィラデルフィア染色体は 15 番染色体と 17 番染色体の相互転座によってできる。

15. 骨髄線維症も骨髄増殖性疾患の一つである。

16. 成人 T 細胞白血病はウイルスによって起こる。

17. Epstein-Barr ウイルス（EBV）は唾液で感染する。

18. 多発性骨髄腫は T 細胞リンパ腫である。

19. 原発性マクログロブリン血症では IgG が大量に産生される。

20. 血友病の患者のプロトロンビン時間は正常である。

## 第 58 回

01. 播種性血管内凝固症候群（DIC）の患者のプロトロンビン時間は正常である。

02. 腸管出血性大腸菌が産生するベロ毒素は溶血性尿毒症症候群の原因になる。

03. 胆汁と膵液がともに出る大十二指腸乳頭を閉じる平滑筋をバウヒン弁という。

04. 嘔吐が多いと代謝性アシドーシスとなる。

05. 二重造影法の「二重」とは具体的にはバリウムと空気のことである。

06. 食道癌は腺癌が多い。

07. 食道静脈瘤が破裂した時の止血にスワン・ガンツ・カテーテルが用いられる。

08. 絞扼性イレウスでは閉塞があるだけでなく血流も遮断されている。

09. ブドウ球菌が付着している食べ物でも、十分に加熱して滅菌すれば食中毒を防ぐことができる。

10. 腸管型ベーチェット病では特に回盲部（回腸と盲腸の接続部周辺）に病変が生じやすい。

11. カルチノイド腫瘍は転移しやすい。

12. 家族性大腸腺腫症（FAP）は必ず癌化する。

13. 肝臓の組織では中心静脈周囲が最も低酸素である。

14. 膵臓は腹膜に囲まれた臓器である。

15. 肝性脳症では分岐鎖アミノ酸が増え、芳香族アミノ酸が減る。

16. 正常な門脈圧 10mmHg くらいである。

17. シンチグラム検査では患者にアルファ線を出す放射性同位元素を入れて検査する。

18. E 型肝炎は経口感染する。

19. 原発性胆汁性肝硬変は大きい胆管の、原発性硬化性胆管炎は小さい胆管の炎症である。

20. デュビン・ジョンソン症候群はビリルビンをグルクロン酸抱合する酵素の欠損・活性低下で生じる。

01. リポ蛋白質リパーゼはトリグリセリドをグリセリンと 3 分子の脂肪酸に加水分解する酵素である。

02. 胆管細胞癌の腫瘍マーカーに α 胎児性蛋白（AFP）がある。

03. 胆石の成分はコレステロール結石と尿酸結石が多い。

04. 膵管胆管合流異常は胆道癌の発病率を上げる。

05. 急性膵炎の治療にあたっては浮腫を抑えるために輸液を控えることが大切である。

06. 膵体尾部に生じた癌では黄疸が生じやすい。

07. 糸球体から出た血管を輸出細静脈という。

08. 遠位尿細管の緻密斑 Macula densa からはエリスロポエチンが分泌され、血圧を上げる。

09. 糸球体濾過値（GFR）は腎機能の重要な指標である。

10. アルドステロンの作用はナトリウムを尿へ捨て、カリウムを尿から回収することである。

11. ビタミン D は近位尿細管で活性化される。

12. 1 日の尿量が 300ml の時、これを無尿と呼ぶ。

13. 食道、胃、小腸、大腸の運動は全て副交感神経が促進性（動かす）に働いている。

14. メズサの頭と呼ばれる腹壁静脈怒張は門脈圧亢進症を示唆する。

15. 内臓痛は腹部正中線上に自覚される。

16. 浸潤が漿膜下層までにとどまる胃癌を早期胃癌という。

17. 内痔核は出血が主症状で、絞扼されない限り疼痛はない。

18. B 型肝炎ウイルスは RNA ウイルスである。

19. 現在の日本の透析患者の原因疾患で最も多い疾患は糖尿病である。

20. 尿路の大部分は移行上皮におおわれる。

## 第 60 回

01. 小児の急性白血病は急性骨髄性白血病が多い。

02. 急性前骨髄性白血病の治療に全トランス型レチノイン酸を使うことができる。

03. 白血病の治療中に生じる合併症には貧血、出血傾向、感染症がある。

04. 骨髄異形成症候群の骨髄所見は低形成である。

05. 真性多血症では造血幹細胞のエリスロポエチン受容体から細胞内にシグナルを伝える蛋白質に高頻度に変異がみられる。

06. 成人 T 細胞白血病はウイルスによって生じる。

07. 悪性リンパ腫は日本人ではホジキンリンパ腫が最も多い。

08. 多発性骨髄腫は T 細胞性リンパ腫の一つである。

09. 特発性血小板減少性紫斑病は殆どが血小板に対する自己免疫機序で起こる。

10. 血栓性血小板減少性紫斑病はフォンビルブランド因子の欠損によって起こる。

11. 血小板無力症は血小板膜表面に発現するフィブリノーゲン受容体の異常によって起こる。

12. シェーンライン・ヘノッホ紫斑病は免疫複合体が血管内皮細胞に沈着することによって起こる。

13. ケルクリング皺壁（輪状ひだ）は結腸に特徴的な構造である。

14. 嚥下の第 3 相は咽頭相である。

15. 体重減少の原因を探る時に悪性腫瘍は忘れてはならない。

16. CT は X 線を照射する検査である。

17. 食道裂孔ヘルニアでは滑脱型よりも傍食道型が多い。

18. 食道静脈瘤破裂時の圧迫止血にはスワン・ガンツ・カテーテルが用いられる。

19. 漿膜下組織までで留まる胃癌は早期胃癌である。

20. 絞扼性イレウス（腸閉塞）は血流が遮断される腸閉塞である。

## 第 61 回

01. 腸間膜動脈に明らかな閉塞がない腸の虚血を非閉塞性腸間膜虚血（NOMI）という。

02. 炎症性腸疾患で病理組織像で肉芽腫がみられた場合、クローン病よりも潰瘍性大腸炎の可能性が高い。

03. カルチノイド腫瘍は直腸に最も多い。

04. ポリープという言葉は良性腫瘍と同義である。

05. 歯状線より口側にある痔核（いぼ痔）を内痔核という。

06. 肝臓の栄養血管は門脈である。

07. 腹部臓器の関連痛は多くは腹部の中央辺りに感じる。

08. くも状血管腫はエストロゲンが肝臓で分解されないために生じる。

09. 痛みを伴わない胆嚢の腫大は癌を疑う。

10. 膵機能検査の PFD 試験は薬剤を点滴静注して定時的に採血する検査である。

11. シンチグラムは体外からガンマ線を照射して行う画像診断法である。

12. B 型肝炎ウイルスは DNA ウイルスで、C 型肝炎ウイルスは RNA ウイルスである。

13. 原発性胆汁性肝硬変では 90% 以上の患者に抗ミトコンドリア抗体がある。

14. クリグラー・ナジャー症候群 1 型の患者の血液中には直接ビリルビンがほとんどない。

15. ウイルソン病では全身に鉄がたまる。

16. 2 型糖原病はインスリンの相対的欠乏により生じる。

17. 急性間欠性ポルフィリン症では腹痛が突然に起こる。

18. α 胎児性蛋白（AFP）は胆管細胞癌の腫瘍マーカーである。

19. 胆石の組成は尿酸が多い。

20. 胆道（肝管、胆嚢、胆管）腫瘍の組織型は腺癌が多い。

## 第 62 回

01. 胆道腫瘍の確実な治療法は切除のみである。

02. 急性膵炎の治療では大量の輸液も大切である。

03. 慢性膵炎は治療しても元には戻らない。

04. 膵臓の粘液性嚢胞腫瘍は殆どが良性腫瘍なので無症状なら切除しない。

05. 膵癌（浸潤性膵管癌）は黄疸、体重減少などの症状が初期から出現するので、治療成績が良好である。

06. 腎盂は腎盤の旧名である。

07. 糸球体濾過値の正常値は毎分 10ml くらいである。

08. ビタミンDは近位尿細管で活性化される。

09. ナッツクラッカー症候群は下大静脈と門脈の間に右腎静脈が挟まれて血尿が出る病態である。

10. 組織間液は体重の 40％ くらいである。

11. 診断名と保険病名は同じである。

12. 医学診断名がつかなくても看護診断名は必ずつく。

13. 面接の際は、患者とは正面から向き合うのが最良である。

14. 解釈モデルとは患者自身が自分の症状や病気についてどのように思っているかということである。

15. 家族歴でいう「家族」とは別居の血縁者と同居の非血縁者の両方を含む。

16. 奇脈とは吸気時に脈拍が大きくなることをいう。

17. 眼瞼結膜で黄疸の有無、眼球結膜で貧血の有無を観察する。

18. 心音のⅠ音は僧帽弁と三尖弁が閉じる音である。

19. BMI の標準値は 30 である。

20. 痛み刺激を与えても覚醒せず、少し手足を動かす状態はジャパン・コーマ・スケールで 20 に相当する。

# 第63回

01. 腹部聴診で腸雑音が聴こえない時は麻痺性イレウスや絞扼性イレウスを考える。

02. 血液中の糖の濃度を測る検査は血液学的検査である。

03. 検査で感度を上げると偽陰性が減る。

04. 真空管採血では採血される人の感染は起きない。

05. 漏出液は水様透明で、滲出液は混濁している。

06. MCVはヘマトクリットを赤血球数で割った数である。

07. Dダイマーは安定化フィブリンが分解されて生じる。

08. グルクロン酸抱合されていないビリルビンを直接ビリルビンという。

09. ヘモグロビンA1cが8%は正常値である。

10. カルシトニンは甲状腺で作られるホルモンである。

11. 高カリウム血症は緊急の治療が必要な病態である。

12. 膠原病とは細胞核など広く体内に存在する物質に対して自己抗体をつくることで生じる病態である。

13. 細菌を染色するグラム染色は今も役立つ検査法である。

14. ウイルス感染後に最も早く作られるのはIgG抗体である。

15. 腫瘍マーカーの血中濃度は、その組織型の癌をもつ全ての患者で増加している。

16. 遺伝しない、その人一代だけで終わる遺伝子異常もある。

17. 心電図のP波は心室の脱分極をあらわす。

18. 動脈硬化検査は動脈の弛緩の程度、動脈内での脈の伝搬速度などから血管の弾力性を推定する検査である。

19. %肺活量は80%以上が正常である。

20. フローボリューム曲線の縦軸（Y軸）はボリューム（体積）である。

## 第64回

01. ヘモグロビンの酸素解離曲線で、解離曲線が右にシフトすると、末梢組織に更に多くの酸素を供給できる。

02. 健康な成人の脳波には δ（デルタ）波はみられない。

03. デジタルサブトラクション血管造影は、造影剤注入後の写真から注入前の写真を画像処理で差し引き、血管の画像だけを得るものである。

04. CT は放射線を用いない検査法である。

05. SPECT は 3D（3次元）シンチグラフィーである。

06. ドップラー効果とは、近付いて来る物に当てた音波は、当てた音程（周波数）よりも低くなって反射して来るという原理である。

07. 消化管内視鏡検査の前処置に抗コリン剤が使えない患者にはグルカゴンを用いる。

08. 内視鏡検査に限らず、患者の前で看護師が落ち着いて行動することで患者を安心させることができる。

09. 外来で内視鏡検査を行った場合、検査終了後1時間ほど経てば車を患者が運転して帰っても良い。

10. 有効な原因療法がある場合は対症療法は不要である。

11. 服薬コンプライアンスというのは患者が指示に従って服薬するという意味である。

12. EBM（根拠に基づく医療）とはガイドラインに従った医療のことである。

13. 痛みに対して鎮痛剤を用いるような治療法を補充療法という。

14. 坐剤を直腸に挿入した場合、坐剤の成分は門脈に運ばれて肝臓での代謝を受ける。

15. 薬物代謝酵素の中で多くの薬物の代謝に関係している酵素としてチトクローム P450 がある。

16. 薬剤を薬剤師以外が保管する時には、法的な規制区分、使用期限、遮光、保管温度などに十分に気を付ける。

17. 解熱・鎮痛・抗炎症薬はベンゾジアゼピン結合部位に作用する。

18. アレルギー症状を緩和する抗ヒスタミン薬はヒスタミン H2 受容体に拮抗する。

19. 気管支喘息の発作時には吸入ステロイドが速やかに発作の症状を消失させる。

20. 眼圧は交感神経の刺激で上がる。

## 第65回

01. ICD（国際疾病分類）はWHO（世界保健機関）が提唱している。

02. 特に異常がなかった妊娠・出産歴も既往歴に含まれる。

03. 不整脈がある時でも1分間の脈拍数は15秒間の脈拍数を4倍すれば良い。

04. 正常の呼吸音以外の雑音をラ音という。

05. 正常な人をグラスゴー・コーマ・スケールで表すと3になる。

06. MRI検査は核医学検査である。

07. 健常者の尿比重は1.10～1.30くらいである。

08. MCHはヘモグロビン濃度を赤血球数で割った数である。

09. 尿素は食べ物や核酸由来のプリン体の代謝産物である。

10. LDLは末梢組織へコレステロールを運ぶ。

11. 補体は蛋白質である。

12. ウイルスはDNAとRNAの両方を持っている。

13. 乳癌のHER2遺伝子異常は、遺伝しない、その人一代だけで終わる遺伝子異常である。

14. ホルター心電図検査では胸部だけでなく手足にも電極を付ける。

15. 肺拡散能検査では一酸化炭素を吸入して測定する。

16. パルスオキシメーターで測定される動脈血酸素飽和度は、黄疸があると不正確となる。

17. ヨード造影剤は透析患者には用いてはならない。

18. 超音波検査は肺の検査には適していない。

19. 下部消化管内視鏡検査での患者の体位は、右側臥位が適している。

20. 有効な薬物療法がある高血圧の患者には生活指導は不要である。

## 第66回

01. 先輩の経験は患者の問題を解決する科学的根拠にはならない。

02. 高齢者に薬を用いると、一般的に同体格の若年者より体内での薬の濃度は低くなる。

03. 医薬品の使用期限は、開封した後も品質が保証される日付である。

04. 狭心症治療薬である硝酸薬は、心臓の拍動を緩徐にさせて負荷を軽減する。

05. 抗菌薬には細菌の核酸合成を阻害する薬もある。

06. 胸膜は閉じた袋である。

07. 平均肺動脈圧は50mmHgくらいである。

08. 静脈血のヘモグロビンの酸素飽和度は75%くらいである。

09. 肺胞を覆う表面活性物質は肺胞マクロファージが産生する。

10. 咳を起こす刺激を延髄に伝える神経は迷走神経である。

11. 低酸素血症がなくても呼吸困難を感じることがある。

12. 反回神経の麻痺は嗄声の原因になる。

13. 壁側胸膜は痛みを感じないが、臓側胸膜は痛みに敏感である。

14. 胸水があると声音伝導は亢進する。

15. MRIでは矢状断面の画像を得ることもできる。

16. ガフキー号数は痰の中に膿がどのくらい混じっているかを半定量的に表したものである。

17. 肺拡散能は患者に一酸化炭素を吸わせて測る。

18. Ⅰ型呼吸不全は二酸化炭素の蓄積を伴う低酸素血症である。

19. 上気道とは鼻腔から声門までのことである。

20. インフルエンザはライノウイルス感染で起こることが多い。

第67回

01. 医療・介護関連肺炎は、以前は市中肺炎に含まれていた。

02. 肺炎で入院した患者も院内肺炎患者に含まれる。

03. 肺炎の起炎菌を検出する時には、常に嫌気性菌の可能性も考える。

04. メンデルソン症候群は胃液の誤嚥で生じる肺傷害である。

05. 肺化膿症は胸腔内に膿が貯留する病態である。

06. 癩菌（ハンセン病を生じる）も抗酸菌である。

07. 粟粒結核は結核菌の全身散布である。

08. 非定型抗酸菌症の患者を診る時には自分が感染しないように注意する。

09. 気管支喘息の発作で、会話が困難で歩行できない状態は中発作に相当する。

10. 中発作の治療からアドレナリン皮下注、酸素吸入を行ってよい。

11. β2（アドレナリン受容体）刺激薬（気管支拡張剤）を長期に使うことで気道炎症を抑えることができる。

12. 過敏性肺炎である砂糖きび肺症では、砂糖きびの植物蛋白が原因抗原となっている。

13. 急性症状が軽い過敏性肺炎が、むしろ慢性化し易い。

14. サルコイドーシスの自覚症状は視力障害が最も多い。

15. 特発性器質化肺炎（COP）は慢性好酸球性肺炎（CEP）と同義である。

16. びまん性汎細気管支炎（DPB）は慢性副鼻腔炎を伴うことが多い。

17. 慢性閉塞性肺疾患（COPD）の病因として最も重要なものが喫煙である。

18. 適切な治療を行えば、COPD を治癒させることができる。

19. 特発性間質性肺炎（IIPs）の中で特発性肺線維症（IPF）が最も多く、また治しにくい。

20. IPF の診断を確定するためには、必ず病理組織検査をしなければならない。

## 第 68 回

01. 膠原病には間質性肺炎が合併し易い。

02. ステロイドパルス療法ではメチルプレドニゾロン1日1g点滴静注3日連続を1〜2週おいて何回か繰り返す。

03. 珪肺症では悪性胸膜中皮腫の発生が特徴的である。

04. 薬剤性肺障害の「薬剤」にはサプリメントは含めない。

05. 薬剤性肺障害に特異的な症状はない。

06. 肺血栓塞栓症の症状には呼吸困難が多い。

07. 肺血栓塞栓症の急性期の治療にはワーファリンによる経口抗凝固療法を行う。

08. 肺性心とは肺動脈圧の上昇によって左心不全が生じた状態をいう。

09. 急性肺損傷および急性呼吸窮迫症候群の組織像はびまん性肺胞傷害である。

10. 急性肺損傷および急性呼吸窮迫症候群の治療には副腎皮質ステロイドの大量長期投与が最も効果がある。

11. 過換気症候群は重篤な器質的疾患が原因になっていることが多い。

12. 中枢型睡眠時無呼吸症候群の治療には持続気道陽圧療法が第一選択である。

13. 呼吸不全の時は経皮動脈血酸素飽和度が90%以下である。

14. 換気障害を伴う低酸素血症では、すぐに高濃度酸素を高流量で吸入させることが大切である。

15. 高二酸化炭素血症が長期に続くと尿への酸排泄増加で、血液のPHが補正される。

16. 終末細気管支は呼吸細気管支よりも終末側（末梢）にある。

17. Ⅰ型肺胞上皮細胞は表面活性物質を産生する。

18. ばち指の発生機序は未だ不明である。

19. 気管および気管支の痛みは肋間神経を介して脳に伝えられる。

20. MRIは磁場と電波を利用した検査である。

01. 血清蛋白濃度が同じと仮定した場合、滲出性胸水の蛋白濃度は漏出性胸水よりも高い。

02. かぜ症候群の原因はウイルスより細菌であることが多い。

03. 肺炎の発症には患者の感染防御能力と微生物の病原性・量のバランスが関与する。

04. MRSA はメチシリン耐性連鎖球菌の略である。

05. 肺化膿症の起炎菌は嫌気性菌が多い。

06. 結核性胸膜炎と頸部リンパ節腫脹の組み合わせを初期変化群という。

07. 気管支喘息の発作を速やかに止めるために現在最も有効なのは吸入ステロイド薬である。

08. 動脈血酸素飽和度が著しく低下している気管支喘息発作の患者には歩かせず、また患者が楽と感じる体位を自由にとらせることが大切である。

09. 過敏性肺炎の慢性化には細胞性免疫が関与する。

10. 好酸球性肺炎として一般に呼ぶ場合には急性好酸球性肺炎（AEP）のことを指す。

11. 慢性閉塞性肺疾患（COPD）での気流制限の主たる原因は末梢気道病変である。

12. 特発性肺線維症（IPF）の病理組織像は線維化病変と正常に近い肺構造が保たれているところが不均一に分布している。

13. 間質性肺炎の重症度は安静時動脈血ガスの低下度で分類する。

14. 石綿肺では肺結核の合併が多い。

15. 薬剤性肺障害の治療に副腎皮質ステロイドが有効な患者の場合は必ずしも原因薬剤を中止する必要はない。

16. 組織プラスミノーゲンアクティベータ（t-PA）はフィブリノーゲンをフィブリンに変える。

17. 全身性炎症反応症候群（SIRS）の基礎疾患に敗血症、外傷、熱傷がある。

18. 過換気症候群は呼吸性アルカローシスを生じる。

19. 経皮動脈血酸素飽和度が90％の時の動脈血酸素分圧は約 60Torr である。

20. 動脈血酸素分圧が正常であっても、四肢末端にチアノーゼを認めることがある。

## 第 70 回

01. 小細胞肺癌の治療は化学療法と放射線療法が中心である。

02. TNM 分類の T はリンパ節転移である。

03. 嗄声（しゃがれ声）は上大静脈症候群の症状である。

04. 蛋白質濃度が高い胸水は漏出性胸水である。

05. 胸水は胸部レントゲン写真では立位で撮影したものが見やすい。

06. ブラは臓側胸膜と肺胞の間が解離して生じた嚢胞である。

07. 胸膜悪性中皮腫は珪肺症の人に多く生じる。

08. 呼吸筋以外の筋力を上げても呼吸は改善しない。

09. 90 歳以上の患者には呼吸リハビリテーションの適応はない。

10. 口すぼめ呼吸は自分で行う陽圧呼吸である。

11. 看護師は呼吸リハビリテーションの医療チームのコーディネーターの役目をもつ。

12. 朝に最もたばこが吸いたくなる人はニコチン依存度が高い。

13. 1 日 10 本のたばこを 1 年吸った人のブリンクマン係数は 3650 である。

14. 右冠状動脈は前下行枝と回旋枝に分かれる。

15. 健康な人の心臓は房室結節が発生する電気に従って動く。

16. 心拍出量は 1 分間でおよそ 2 〜 3L である。

17. 呼吸困難は自覚症状である。

18. 動悸を強く訴える患者は重症患者である。

19. 心室性期外収縮でみられる心電図の QRS 波の幅は広い。

20. 浮腫は組織間液の量が異常に増えた状態である。

01. 肝硬変もネフローゼ症候群も浮腫の原因になる。

02. 小児期に切除して完治した虫垂炎も現病歴である。

03. 狭心症でも胆石症と症状が似ていることがある。

04. 貧血の有無は眼球結膜で見る。

05. 普通は大動脈弁は肺動脈弁よりも先に閉じる。

06. 心拍数 60 は徐脈である。

07. aVF 誘導は双極標準肢誘導である。

08. P 波は左右心房が発生する電気である。

09. 左室肥大では V6 側の R 波が大きくなる。

10. 心電図の電気軸の 0° は足に向かう鉛直線である。

11. 心臓の超音波診断を食道内視鏡で行うこともある。

12. M モード法での横軸は時間である。

13. ドップラー法を行う時には超音波を出す探触子（プローブ）を血流に対して垂直に当てる。

14. カラードップラー法でいうモザイクパターンは乱流を意味する。

15. スワン・ガンツ・カテーテルは大動脈に入れる。

16. 冠動脈は大動脈から出ている。

17. 冠動脈の狭窄度が 75% といえば、75% 開いている、25% 塞がっているという意味である。

18. 心房中隔欠損症は無症状である人が多い。

19. 心内膜床欠損症の左心室造影では鷲鳥の首（グースネック）サインが特徴的である。

20. 心室中隔欠損症は先天性心疾患のうちで最も頻度の高い疾患である。

## 第72回

01. 動脈管は胎生期に肺静脈と上大静脈をつないでいる。

02. アイゼンメンジャー症候群は高血圧により左室の血液が右室に流れるようになった病態である。

03. ファロー四徴症では生後1か月以内からチアノーゼがみられる。

04. 完全大血管転位症では左心室から肺動脈が出ている。

05. 大動脈狭窄症は下行大動脈に狭窄がある。

06. 大動脈縮窄症には弁上部、弁性、弁下部狭窄がある。

07. 肺動脈狭窄症では右室肥大が生じる。

08. 修正大血管転位症では左心室から肺動脈が出ている。

09. エプスタイン病では僧帽弁が左心室内に低位で付着する。

10. 乳児の肋骨は水平に近い。

11. 狭心症の痛みは30分以上続く。

12. 狭心症の発作時にはニトログリセリンを内服すると良い。

13. 前壁中隔梗塞は冠状動脈の前下行枝の閉塞で生じる。

14. 心筋梗塞の心電図ではST上昇を認める。

15. 急性心膜炎はウイルスによるものが多い。

16. 心エコー図検査は心膜液貯留の診断に有用である。

17. 健康な人では心膜腔に300〜500mlの心膜液が入っている。

18. 収縮性心膜炎は右心不全と誤診されやすい。

19. 長期にわたる高血圧症によって左心室が肥大している状態を肥大型心筋症と呼ぶ。

20. 肺性心では左心室の肥大が生じる。

01. 肺性P波は右心房の負荷を示す。

02. 肺塞栓症の治療では、最初に酸素を投与してかまわない。

03. 右心不全では肺が鬱血する。

04. キリップ分類は急性心筋梗塞によって生じた心不全の分類法である。

05. 補液（輸液）を行うと血圧は上がるが、肺鬱血が生じやすくなる。

06. 感染性心内膜炎を生じる細菌はグラム陰性桿菌が殆どである。

07. 感染性心内膜炎は治療しなくても予後良好である。

08. 僧帽弁狭窄症と僧帽弁閉鎖不全症が同時にある場合、これを連合弁膜症という。

09. 僧帽弁狭窄症では左心房に圧負荷がかかる。

10. 人工弁に置換した場合、抗凝固薬を手術後数か月間だけ内服する。

11. 僧帽弁閉鎖不全症では収縮期雑音が生じる。

12. 大動脈弁狭窄症では左心室に圧負荷がかかる。

13. 大動脈弁狭窄症では収縮期雑音が生じる。

14. 大動脈弁閉鎖不全症は大動脈弁が正常でも生じる。

15. 三尖弁狭窄症では肺に高度な鬱血が生じる。

16. Graham-Steell雑音は肺動脈閉鎖不全症で生じる収縮期雑音である。

17. ショック状態が長く続くと、多臓器不全が続発する。

18. 骨盤骨折は2リットルの出血とみなす。

19. 最も多い原発性心臓腫瘍は横紋筋肉腫である。

20. 何かの疾患のために生じている高血圧（二次性高血圧）は90%を占める。

## 第74回

01. 糖尿病があれば高血圧の程度が軽くても高リスクとみなす。

02. 薬による降圧は確実なので、薬を使っている高血圧症の患者に生活指導はしなくてもかまわない。

03. 二次性高血圧の原因疾患は内分泌疾患がほとんどである。

04. 褐色細胞腫は下垂体腫瘍である。

05. 心房の興奮が心室に全く伝達されない状態を第3度房室ブロックという。

06. 上室性期外収縮の心電図ではQRS波は正常な形である。

07. 心房粗動の心電図は心房細動よりも規則的である。

08. 上室性頻拍の原因の多くはリエントリーである。

09. ロマノ・ワード症候群の患者の心電図はQT間隔が短縮する。

10. ブルガダ症候群の患者の心電図は右脚ブロックを示す。

11. 女性の動脈硬化症は閉経後に増悪しやすい。

12. 大動脈の解離は中膜内で生じやすい。

13. 閉塞性動脈硬化症では下腿の細い動脈が狭窄することが多い。

14. 足の静脈内の血栓は右足に生じやすい。

15. 好中球による免疫は細胞性免疫である。

16. マクロファージはキラーT細胞に抗原を提示する。

17. ベーチェット病では未だ自己抗体は見つかっていない。

18. 複数の関節の痛みは膠原病に多い症状である。

19. RASTはIgGを定量している。

20. 抗核抗体は多くの膠原病でみられることが多い。

## 第 75 回

01. 狭心症は安静時狭心症と不安定狭心症に分けられる。

02. 狭心症では血液生化学検査で CK、AST などの心筋逸脱酵素の上昇がみられる。

03. 右冠状動脈の閉塞ではふつう下壁梗塞を起こす。

04. 急性心筋梗塞の大多数の例で心室期外収縮を認める。

05. ドレスラー（Dressler）症候群はウイルス性の急性心膜炎である。

06. 急性心膜炎で心筋逸脱酵素が上昇したら心筋炎の合併を考える。

07. ベックの三徴は血圧低下、静脈圧の低下、心音の微弱化である。

08. 収縮性心膜炎では心膜の石灰化がみられることがある。

09. 拡張型心筋症の組織学的所見では錯綜配列などの特異的所見がみられる。

10. 肺性心とは左心不全によって肺鬱血が生じた病態である。

11. 肺性心の診断では右心カテーテル検査が有用である。

12. 胸部X線検査で異常がみられなければ、肺塞栓症ではないと考えて良い。

13. 患者本人が足を動かせない場合、他動的に足を動かしてやることも深部静脈血栓症の予防になる。

14. 下腿の浮腫は左心不全を疑わせる症状である。

15. 肺動脈楔入圧が正常（高くない）だが心係数が低い場合は補液をすれば良い。

16. 感染性心内膜炎の診断にあたって血液培養は1度行って菌が陰性ならば採血を繰り返す必要はない。

17. 血液培養は静脈血でも良い。

18. 連鎖球菌は耐性菌が多いのでペニシリンはほとんど効かない。

19. 心臓弁膜症の原因の一つであるリウマチ熱は、手指が変形する関節リウマチで発熱を伴う病気のことである。

20. 僧帽弁狭窄症では左心房内に血栓を生じやすい。

## 第76回

01. 僧帽弁に異常がない僧帽弁閉鎖不全症もある。

02. セラーズ分類は心エコー図検査による重症度評価である。

03. 先天性の変化による大動脈弁狭窄症がある。

04. 大動脈弁閉鎖不全症では収縮期雑音も生じる。

05. 三尖弁閉鎖不全症が感染性心内膜炎で生じることがある。

06. 肺動脈弁閉鎖不全症では右心室に圧負荷がかかる。

07. 緊張性気胸は心原性ショックの原因になる。

08. 爪を圧迫した後に解除し、血の色が戻るまでの時間は解除後5秒までは正常である。

09. 心臓の粘液腫は左心房にあることが多い。

10. 本態性高血圧の真の原因は食塩の過剰摂取である。

11. 高血圧を治療する本来の目的は血管障害を防ぐことである。

12. 高血圧の生活指導ではアルコール摂取は完全禁酒でなく制限で良い。

13. 慢性糸球体腎炎は腎血管性高血圧の原因になる。

14. 原発性アルドステロン症の患者の血中カリウムは高値を示す。

15. 洞不全症候群で生じる短期間の意識消失を、一過性脳虚血発作（TIA）という。

16. モビッツⅡ型第2度房室ブロックと第3度房室ブロックは重症で、予後は不良である。

17. 心電図で幅が広いQRS波が突然に生じた場合、上室性期外収縮と診断する。

18. 心房細動は左心房、心房粗動は右心房に電気が生じていることが多い。

19. デルタ波は心電図上STの間にみられる。

20. トルサード・ド・ポアンは心室頻拍の一種である。

## 第77回

01. ローン分類で最高危険度のものはR on Tである。

02. DeBakey分類でⅠ型の解離性大動脈瘤はStanford分類ではA型である。

03. フォンテイン分類は患者に自覚症状を聞かないと分類できない。

04. 血栓は深部静脈よりも表在静脈に生じやすい。

05. ヘルパーT細胞は形質細胞に分化して抗体を産生する。

06. 自己を攻撃するT細胞を除くのをネガティブセレクション（負の選択）という。

07. ツベルクリン反応はⅠ型アレルギーの例である。

08. 蝶型紅斑は皮膚筋炎に特徴的な皮膚所見である。

09. ANCAは抗好中球細胞質抗体である。

10. 変形性膝関節症の関節液は関節リウマチの関節液よりも濁っている。

11. ICD（国際疾病分類）はWHO（世界保健機関）が提唱している。

12. 「はい」「いいえ」で答えられる質問を開放型の質問という。

13. 正常な妊娠・出産も既往歴に含まれる。

14. 異なる場所に住んでいる子に親と同じ病気が発病した時は環境よりも遺伝の関与が大きいと考えられる。

15. 代謝性アシドーシスでみられる異常呼吸はビオー呼吸である。

16. 眼瞼結膜で黄疸の有無を観察する。

17. 心音のⅡ音は大動脈弁と肺動脈弁が閉じる音である。

18. BMIが30は正常である。

19. エコノミークラス症候群は肺血栓塞栓症である。

20. 特異度が上がるということは、異常でない人が異常だと判定されてしまう率が増えるということである。

## 第78回

01. 1日尿量が300mlならば乏尿である。

02. 漏出性の胸水は滲出性の胸水よりも比重が高く、濃い。

03. 白血球にはリンパ球も含まれる。

04. 血清中の蛋白質の主要成分はアルブミンである。

05. ヘモグロビンA1cが8%ならば、糖尿病のコントロールは良好であると判断できる。

06. LDLはコレステロールを末梢組織から肝臓へ輸送する。

07. 高カリウム血症では不整脈が生じる。

08. 血液型検査の「うら試験」は患者の血球でなく血清を検査する。

09. PCR法は抗体を調べる検査である。

10. AFPは前立腺癌の腫瘍マーカーである。

11. サザンブロット法はDNAを調べる検査である。

12. 心電図のP波は心室が生じる電圧である。

13. トレッドミルは自転車を漕ぐ形式の運動負荷装置である。

14. %肺活量と1秒率がともに75%だった時、拘束性換気障害と区分される。

15. 動脈血中酸素分圧低値、二酸化炭素分圧高値な呼吸不全はⅠ型呼吸不全である。

16. 脳波のδ波はβ波よりも周波数が高い。

17. CTはX線を用いる検査である。

18. CTでは梗塞よりも出血の方が見やすい。

19. MRIの造影剤にはガドリニウムを用いる。

20. 超音波検査は肺の検査に有用である。

01. 内視鏡の前処置で注射するブスコパンは緑内障の人には禁忌である。

02. EMR や ESD は治療法である。

03. 星状膠細胞は中枢神経で髄鞘をつくっている。

04. 脊髄の白質は中心部にある。

05. 左下肢と右下肢が麻痺している場合は対麻痺という。

06. ミオクローヌスはジストニーよりも遅い動きである。

07. 汗腺からの発汗は交感神経のみに支配される。

08. 意味不明なことを流暢に話す失語はブローカ失語である。

09. 植物状態の患者は自分で呼吸をすることができる。

10. 脳圧が高い時にはできるだけ速やかに髄液を抜いて脳圧を下げることが大切である。

11. 脳血栓症は脳の中の血管が血栓で閉塞される病態である。

12. 脳梗塞は MRI の拡散強調画像で観察しやすい。

13. t－PA による治療は急性期には行わない。

14. 脳塞栓症の栓子は心房細動によって形成された血栓であることが多い。

15. 脳出血の出血部位は小脳が最も多い。

16. くも膜下出血の合併症の脳血管攣縮は発症から1日以内に多い。

17. 脳静脈洞血栓症は子癇と誤診されやすい。

18. 一過性脳虚血発作（TIA）は発症から3日間くらい症状が続く。

19. 慢性硬膜下血腫は患者も意識していないような軽微な外傷でも生じる。

20. 膠芽腫は最も悪性な脳腫瘍で、グレード1に相当する。

## 第 80 回

01. 髄膜炎を最も生じ易い真菌はクリプトコッカスである。

02. 単純ヘルペスウイルス脳炎の脳波では周期性同期性放電がみられる。

03. 亜急性硬化性全脳炎は風疹ウイルスの持続感染で生じる。

04. 抗 NMDA 受容体抗体脳炎の症状は統合失調に似る。

05. クロイツフェルト・ヤコブ病はウイルス感染症である。

06. てんかんの全般発作の第一選択薬はカルバマゼピンである。

07. 頭痛の診断においては、先ず二次性頭痛でないか確かめる。

08. ナルコレプシーで減っているオレキシンは意識を覚醒させる作用がある。

09. パーキンソン病では中脳黒質のセロトニン作動性神経細胞が変性・脱落している。

10. パーキンソン病の原因療法はない。

11. 徘徊はアルツハイマー病の中核症状である。

12. ハンチントン舞踏病は常染色体劣性遺伝をする。

13. 遺伝子配列の CAG はグルタミンをコードする。

14. 多系統萎縮症の原因遺伝子は未だ不明である。

15. 筋萎縮性側索硬化症では自律神経も障害される。

16. 球脊髄性筋萎縮症は男性にのみ起こる。

17. 多発性硬化症では視神経も障害されることがある。

18. 急性散在性脳脊髄炎は通常再発・寛解を繰り返す。

19. 頸椎症・腰椎症は自己免疫疾患である。

20. 後縦靭帯骨化症での脊髄は靭帯に後方から圧迫される。

01. 脊髄腫瘍は部位の違いもあるが最も多いのは神経鞘腫である。

02. ギラン・バレー症候群の麻痺は上肢から下降する弛緩性麻痺である。

03. シャルコー・マリー・トゥース病は遺伝性である。

04. 家族性アミロイドポリニューロパチーの治療には肝移植が行われる。

05. 疼痛やしびれは糖尿病性ニューロパチーに必発である。

06. ベル麻痺は帯状疱疹ウイルス感染による顔面神経麻痺である。

07. 重症筋無力症は神経筋接合部にあるアドレナリン受容体に対する自己抗体によって生じる。

08. 皮膚筋炎の患者は悪性腫瘍を持っていることが多い。

09. デュシェンヌ型筋ジストロフィーはX染色体上の遺伝子の異常で生じる。

10. 顔面肩甲上腕型筋ジストロフィーは生命予後不良である。

11. ミトコンドリア遺伝子は染色体上にある。

12. 周期性四肢麻痺の誘因に炭水化物の大量摂取がある。

13. リソソームは細胞内小器官である。

14. ウェルニッケ脳症はニコチン酸の欠乏症である。

15. サリンはアセチルコリンの分解を妨げる。

16. CNS ループスは全身性エリテマトーデスに伴う中枢神経病変である。

17. 肝不全の際に意識障害が起こることがある。

18. 肺胞の表面活性物質はⅠ型肺胞上皮が産生する。

19. 呼吸困難は自覚症状である。

20. 反回神経は舌咽神経の枝である。

## 第82回

01. 胸水があると声音伝導は亢進する。

02. 1秒率が70%以下の場合を拘束性換気障害という。

03. 肋間を穿刺する時は肋骨の上縁を穿刺する。

04. かぜの原因は多くがウイルスで、特にライノウイルスが多い。

05. 医療・介護関連肺炎の予後は院内肺炎よりも悪い。

06. 誤嚥性肺炎の誤嚥物は唾液が多い。

07. 肺化膿症は胸腔内に膿がたまった状態である。

08. 非定型抗酸菌症の患者を看る時は自分が感染しないように注意する。

09. 喘息発作中で歩けなくなれば大発作以上である。

10. 喘息の非発作時の治療は吸入ステロイドが最良である。

11. COPD（慢性閉塞性肺疾患）の原因で最も重要なものは喫煙である。

12. 特発性間質性肺炎のうち最も多いタイプの特発性肺線維症にはステロイドがよく効く。

13. 肺血栓塞栓症の血栓は下肢や骨盤の静脈でつくられることが多い。

14. Ⅱ型呼吸不全では二酸化炭素の蓄積はない。

15. 肺癌のうちで小細胞癌は治療法が異なるので別に扱う。

16. 呼吸リハビリテーションでは呼吸運動と直接の関係がない四肢の筋力トレーニングは行わない。

17. 喫煙は麻薬の依存に匹敵する中毒性疾患である。

18. 心音のⅡ音は僧帽弁および三尖弁が閉じる音である。

19. 左室肥大の心電図ではV6のR波の電圧が高くなる。

20. ファロー四徴症の患者の肺血流量は増大している。

## 第 83 回

01. 心筋梗塞での胸痛は、ふつう 15 分程度で収まる。

02. 長期の高血圧による圧負荷で心筋が肥厚した状態を肥大型心筋症という。

03. 肺鬱血は左心不全を示唆する所見である。

04. 僧帽弁狭窄症と僧帽弁閉鎖不全症が同時にあるような場合、連合弁膜症という。

05. 敗血症性ショックの初期での warm shock という病態は、血管が拡張し、心拍出量が増えていることで起こる。

06. 第 2 度房室ブロックではモビッツⅡ型の方が危険である。

07. 大動脈解離の分類で、上行大動脈の解離の有無だけで分類するのはデュベーキー分類である。

08. フィブリンが生じなければ二次止血は起きない。

09. 巨赤芽球性貧血は骨髄の造血幹細胞が減ってしまって生じる貧血である。

10. 急性骨髄性白血病は幼児に多い。

11. 骨髄異形成症候群は造血幹細胞の腫瘍である。

12. 血友病は血小板の減少によって生じる。

13. ヘノッホ・シェーンライン紫斑病は免疫複合体による血管傷害である。

14. 胃で塩酸を分泌する細胞は主細胞である。

15. 消化管はエックス線には写らないので、消化管の診断には単純エックス線写真は無意味である。

16. 胃癌は扁平上皮癌が多い。

17. 潰瘍性大腸炎の病理組織像では壊死を伴わない肉芽腫がみられる。

18. 大腸癌のアップル・コア徴候は注腸エックス線写真での所見である。

19. 直接ビリルビンは、肝臓で未だ代謝されていないビリルビンである。

20. Ｄ型肝炎ウイルス単独での感染はない。

## 第84回

01. 日本人の肝硬変で最も多い原因は飲酒である。

02. ビリルビンを代謝する酵素が全くないのがジルベール症候群である。

03. α胎児性蛋白（AFP）は胆管細胞癌の良いマーカーである。

04. 胆石にはコレステロール由来のものとビリルビン由来のものがある。

05. 急性膵炎の治療では補液を十分に行うことが大切である。

06. 膵癌（浸潤性膵管癌）の予後は最近は非常に良くなった。

07. 腎臓病が高血圧の原因になることはあるが、逆に高血圧が腎臓を障害することはない。

08. 腹膜透析は患者の活動も制限せず、良い点が多いので、生涯続けることが望ましい。

09. 微小変化型ネフローゼ症候群は小児のネフローゼの原因として最も多い。

10. 糖尿病性腎症の早期発見には尿中微量アルブミン定量が有用である。

11. 多発性骨髄腫では近位尿細管も障害されることがある。

12. バゾプレッシン（抗利尿ホルモン）は脳下垂体前葉ホルモンである。

13. 新生児の甲状腺機能低下症は放置すると知能障害を生じる。

14. クッシング症候群は副腎皮質ホルモンの過剰で生じる。

15. アジソン病は副腎皮質ホルモンの慢性欠乏で生じる。

16. 糖尿病の3大合併症は網膜症、腎症、神経障害である。

17. 痛風は血管外で尿素の結晶が生じることが原因である。

18. 抗原提示細胞は抗原情報をヘルパーT細胞に見せる。

19. サイトメガロウイルスはヘルペスウイルスの一つである。

20. 重症急性呼吸器症候群はコロナウイルス感染症である。

## 第85回

01. ヒトの生殖細胞以外の細胞1つの正常な染色体数は23本である。

02. ダウン症候群は18番目の染色体が3本あることで生じる。

03. 新生児の帽状腱膜下血腫は骨縫合をこえて広がる。

04. 新生児の真性メレナはビタミンKの不足で生じる。

05. 脳室周囲白質軟化症は遺伝子異常によって生じる。

06. 未熟児網膜症の治療は、網膜光凝固術が一般的である。

07. 在胎週数の割に出生体重が小さい児を appropriate-for-dates 児とよぶ。

08. IgG は胎盤を通過できる。

09. 日齢4日目と28日目の母乳を比べると、28日目の方が脂肪、蛋白質、糖質の全ての濃度が高い。

10. NICU とは母体・胎児集中治療室の略である。

11. フェニルケトン尿症は新生児マススクリーニングの対象疾患になっている。

12. 幼小児期の糖尿病の多くは2型である。

13. アセトン血性嘔吐症では血中および尿中にケトン体がみられる。

14. インスリン療法を行っている患児が少量の食事しか食べられない時は、低血糖を防止するため
   インスリンの自己注射はしない。

15. 抗利尿ホルモンが分泌されているのに腎臓が反応しない尿崩症を中枢性尿崩症という。

16. 後天性慢性副腎皮質機能低下症をクッシング症候群という。

17. クレチン症の治療では甲状腺ホルモン（チラーヂンS）の内服をする。

18. アレルギー性鼻炎や気管支喘息の原因はT細胞の活性化である。

19. 気管支喘息でチアノーゼはあるが、喘鳴は聞こえない場合、中発作に相当する。

20. B細胞欠損症では細菌感染症にかかりやすくなる。

## 第86回

01. メルケル細胞は表皮内に存在する樹状細胞である。

02. 紅斑は皮膚面から隆起する病変である。

03. 皮膚寄生真菌の検査法に採取した皮膚を水酸化カリウムで溶解して顕微鏡で見る方法がある。

04. アトピー性皮膚炎の患者の多くで血清IgM抗体が増加している。

05. アレルギー性接触皮膚炎は感作T細胞が原因となっている。

06. 脂漏性皮膚炎では真菌のマラセチアの関与があると言われている。

07. 薬疹の最重症型は中毒性表皮壊死症型である。

08. 全身性強皮症の皮膚病変は蝶形紅斑の頻度が高い。

09. 尋常性天疱瘡は自己抗体で生じる。

10. 類天疱瘡の水疱は天疱瘡の水疱よりも破れにくい。

11. 乾癬の落屑性紅斑を剥がすと点状出血がみられることをケブネル現象という。

12. 尋常性魚鱗癬は遺伝性疾患である。

13. 紅皮症は病名ではなく状態の名である。

14. 白癬（水虫）は原虫感染症である。

15. 単純ヘルペスは潜伏していた水痘ウイルスが再活性化して発症する。

16. 膿皮症は黄色ぶどう球菌の感染で生じることが最も多い。

17. リッター新生児剥脱性皮膚炎は黄色ぶどう球菌の感染で生じる。

18. 尖圭コンジローマは梅毒でみられる病変である。

19. 色素性母斑と悪性黒色腫の由来細胞は同じである。

20. 菌状息肉症は皮膚T細胞リンパ腫である。

## 第 87 回

01. 褥瘡評価のブレーデンスケールではスコア数が多いほど重症である。

02. 硝子体は水晶体より表面（角膜）側にある。

03. 脳下垂体腫瘍では、しばしば両鼻側半盲を生じる。

04. 遠視とは焦点が網膜よりも後で結ぶ状態をいう。

05. 白内障とは水晶体が混濁する状態である。

06. 急性隅角緑内障の発作は縮瞳時に起こり易い。

07. 網膜中心動脈閉塞症の患者は脳梗塞を生じていることも少なくない。

08. 網膜色素変性症は遺伝性疾患である。

09. ぶどう膜は虹彩、毛様体、強膜の総称名である。

10. 麦粒腫は眼瞼の急性炎症である。

11. ダウン症候群は 21 番目の染色体が 3 本あることで生じる。

12. 新生児の核黄疸の「核」とは細胞の核のことである。

13. 未熟児の呼吸窮迫症候群は肺胞内サーファクタントの不足で生じる。

14. 未熟児は高血糖よりも低血糖になりやすい。

15. HIV に感染している母の母乳にはウイルスが含まれる。

16. ムコ多糖症はリソソーム内にガラクトースが蓄積する疾患群である。

17. 1 型糖尿病の患児の就寝前の血糖値が 100mg/dL 以下の場合は、糖分を摂取してから就寝すると良い。

18. 副甲状腺機能低下症では高カルシウム血症が起こる。

19. 免疫複合体型アレルギーにおける抗体が反応している抗原は、病変部にない抗原であって良い。

20. ADA 欠損症を除く重症複合免疫不全症の現在の治療法は造血幹細胞移植である。

## 第 88 回

01. 紫斑は出血である。

02. アトピー性皮膚炎の患者の多くで血清 IgE 抗体が増加している。

03. 皮脂欠乏性湿疹は夏に悪化しやすい。

04. 抗核抗体は全身性エリテマトーデスの患者に高頻度に生じる自己抗体である。

05. 先天性表皮水疱症は自己抗体で生じる。

06. 毛孔性苔癬（鳥肌）は遺伝性疾患である。

07. 白癬（水虫）は細菌感染症である。

08. 尋常性毛瘡は俗に「おでき」と呼ばれる。

09. 脂漏性角化症は、かなり高い確率でがんに移行する。

10. 脈管肉腫は転移はまれなため、生命予後は良い。

11. 上斜筋を動かす刺激は滑車神経が伝える。

12. 老視になると遠方の目標は見やすくなる。

13. 糖尿病による網膜症で失明することは少ない。

14. 加齢黄斑変性は遺伝性疾患である。

15. 霰粒腫は眼瞼の急性炎症である。

16. メラノサイトは骨髄由来の細胞で、抗原提示ができる。

17. 立毛筋は交感神経に支配される。

18. 紫斑は出血である。

19. びらん、潰瘍、落屑は原発疹である。

20. パッチテストでは抗原を皮膚に置き、皮膚に傷をつける。

01. KOH 法は、皮膚が溶ける一方、真菌が溶けずに残ることが原理である。

02. アレルギーの際に増える IgE 抗体の総量を測る方法が RAST 法である。

03. アトピー性皮膚炎の治療には原則ステロイドは用いない。

04. アレルギーに因らない接触皮膚炎もある。

05. 皮脂欠乏性湿疹は冬に悪化し易い。

06. 脂漏性皮膚炎の発症には真菌であるマラセチアの関与が示唆されている。

07. 蕁麻疹の膨疹は何日も残存する。

08. 薬疹の殆どに T 細胞（リンパ球）が関与している。

09. 全身性エリテマトーデスでは抗核抗体の陽性率が高い。

10. 皮膚筋炎では悪性腫瘍の合併に注意する。

11. シェーグレン症候群の患者には、強力なステロイド内服治療を行う。

12. 類天疱瘡の水疱は天疱瘡の水疱よりも破れやすい。

13. デューリング疱疹様皮膚炎では皮膚に IgA 沈着がみられる。

14. 乾癬の落屑を剥がすと出血することをケブネル現象という。

15. 多型滲出性紅斑も結節性紅斑も毛細血管から出血している。

16. 魚鱗癬は全身性の角化症である。

17. 鶏眼（うおのめ）は胼胝（たこ）よりも浅い位置にある。

18. 掌蹠膿疱症の膿には細菌はない。

19. にきびの治療にはステロイド外用が第一選択である。

20. 白癬（水虫など）は真菌感染症である。

## 第90回

01. 白癬は自覚症状が消えたら治療を止めて良い。

02. 疥癬は免疫が正常な人には起きない。

03. 帯状疱疹は水痘ウイルスで起こる。

04. 面疔は細菌感染症である。

05. 「あせも」の起炎菌は緑膿菌が多い。

06. ブドウ球菌性熱傷様皮膚症候群でもニコルスキー現象がみられる。

07. ハンセン病（癩）は抗酸菌感染症である。

08. 老人性疣贅が多発したら悪性腫瘍の有無を必ず確認する。

09. 太田母斑は四肢に生じる。

10. 基底細胞癌は非常に転移しやすい。

11. 菌状息肉症は血管内皮細胞の悪性腫瘍である。

12. 深在性第Ⅱ度熱傷は皮下組織に損傷が及んだものである。

13. ブレーデンスケールは褥瘡の危険予測に用いる。

14. 皮膚表面に肉眼的異常がなければ褥瘡は否定できる。

15. 上斜筋の支配神経は滑車神経である。

16. 脳下垂体腫瘍により、視野の鼻側（内側）が見えなくなる。

17. 眼の痛みは眼圧が高くなっても生じる。

18. 近視を矯正するには凸レンズを使って屈折率を上げる。

19. 老視（老眼）は近くのものを見る時に水晶体の屈折率を上げられないことで生じる。

20. 流行性角結膜炎は伝染力が強いウイルス感染症である。

01. 角膜ヘルペスは帯状ヘルペスウイルスの感染症である。

02. 白内障は硝子体が混濁する病気である。

03. 閉塞隅角緑内障発作は瞳が開くと起こりやすい。

04. 強い近視は網膜剥離の原因になる。

05. 糖尿病網膜症は早期から視力障害の症状が現れる。

06. 網膜中心静脈は視神経内を通る。

07. 網膜色素変性症の原因は新生血管の増殖である。

08. 強膜はぶどう膜の構成成分である。

09. ベーチェット病で失明することがある。

10. 球後視神経炎では眼底所見は正常である。

11. 霰粒腫では痛みが強い。

12. 涙嚢は内眼角の下にある。

13. 眼内鉄片異物がある患者にはCT撮影は禁忌である。

14. 鼓膜に付いている耳小骨はアブミ骨である。

15. 副鼻腔と鼻腔はつながっている。

16. 舌の運動は舌咽神経支配である。

17. 聴神経の異常による難聴は伝音性難聴である。

18. 声帯が開いたままでは声を出せない。

19. 眼振を生じている目の動きには急速相と緩徐相がある。

20. 胸部レントゲン検査は軽度の誤嚥性肺炎でも発見できる良い検査である。

| 第 92 回 |
| --- |

01. びまん性外耳道炎の最良の治療法は触らないことである。

02. 真珠腫は悪性腫瘍である。

03. 滲出性中耳炎では急性炎症の所見がない。

04. 慢性中耳炎では高度の感音性難聴が生じる。

05. 音響性聴覚障害では4000Hz辺りの音が最も聞こえにくくなる。

06. メニエール病では難聴は生じない。

07. 良性発作性頭位めまい症では難聴は生じない。

08. 原因不明の顔面神経麻痺をラムゼイ・ハント症候群という。

09. 若年性鼻咽腔血管線維腫からの出血は多量である。

10. 急性副鼻腔炎から髄膜炎を生じることがある。

11. 上顎洞癌の大多数は腺癌である。

12. 慢性扁桃炎の患者に掌蹠膿疱症が生じることがある。

13. 下咽頭癌の予後は頭頸部癌の中で最悪である。

14. 反回神経は顔面神経の枝である。

15. 甲状腺の未分化癌の予後は非常に良好である。

16. 出生前診断で胎児に異常があると判明した場合には、医療従事者としては両親にその結果を速やかに伝えれば十分である。

17. 先天異常がある子の家族は身体的・精神的な負担も大きい。

18. ヒトの常染色体は46本である。

19. 脆弱X症候群の染色体数は正常である。

20. 先天性風疹症候群は胎児病である。

01. ダウン症候群の子の発達は早期療育で促進される。

02. 18 トリソミーはダウン症候群よりも予後が良い。

03. 産瘤は骨縫合を越えて分布する。

04. 頭血腫は速やかな治療が必要である。

05. 腕神経叢は第 5 頸神経から第 1 胸神経の 5 本からなる。

06. 健康な新生児のアプガースコアは 10 点である。

07. メレナはビタミン D 不足によって生じる。

08. 核黄疸は全身の細胞の核にビリルビンが沈着した病態である。

09. 母乳性黄疸は母乳中にビリルビンの分解を妨げる物質が含まれていることが原因の一つである。

10. 臍炎の予防には臍部の乾燥を図ることが重要である。

11. 低体重出生児の頭蓋内出血は脳室周囲に生じやすい。

12. 脳室周囲白質軟化症では運動麻痺より知覚麻痺が生じやすい。

13. （新生児）呼吸窮迫症候群はサーファクタントの量が少ないことで生じる。

14. 新生児壊死性腸炎の予後は良く、原則経過観察をすれば良い。

15. 母乳中には骨をつくるのに必要なカルシウムも燐も多く含まれている。

16. 1 歳の子の平均体重は約 9kg である。

17. 4 歳の子の歯は乳歯が全て出揃っていて、一方、永久歯は未だ一本も出ていない状態である。

18. 在胎 40 週に 2000g で生まれた子は早産児である。

19. 胎児心拍数モニタリングは子宮収縮と胎児心拍数の関係をみている。

20. 徐脈は小脳テント下の出血の症状の一つである。

## 第94回

01. 心音のⅡ音は僧房弁と三尖弁が閉じる音である。

02. 喀血は消化管からの出血である。

03. 閉塞性換気障害では肺活量が低下し、1秒率は正常である。

04. 口腔を清潔にしておくことは誤嚥性肺炎の予防になる。

05. 膠原病の患者の経過をみる時は、常に肺病変の発生に注意しなければならない。

06. 慢性閉塞性肺疾患（COPD）の患者の殆どが喫煙者である。

07. 原発性肺癌で最も多い組織型は小細胞癌である。

08. 肺血栓塞栓症は長期に安静にしている患者には誰にでも起こりえる病気である。

09. 二酸化炭素の蓄積を伴う呼吸不全はⅠ型呼吸不全である。

10. 心臓の前下行枝は左冠動脈の枝である。

11. 胎児循環で卵円孔は肺動脈幹と大動脈弓をつないでいる。

12. 心電図のP波は心室が生じる電気である。

13. カテーテルアブレーションは高周波電流により局所心筋を凝固壊死させる方法である。

14. 肺に鬱血が生じる心不全は右心不全である。

15. 心室性期外収縮波の心電図波形は幅が広い。

16. 心筋梗塞の心電図でⅡ・Ⅲ・aVF誘導が異常であった。詰まっている血管は左前下行枝である。

17. 心筋生検で錯綜配列が特徴的なのは拡張型心筋症ではなく肥大型心筋症である。

18. 大動脈弁閉鎖不全症では収縮期に駆出性雑音が出る。

19. 肺高血圧によって今まで左右シャントだった血流が右左シャントに変わることをアイゼンメンジャー化という。

20. 本態性高血圧の治療においては生活習慣改善による効果をみてから薬を使う。

## 第95回

01. 大動脈瘤の解離は中膜に生じる。

02. 胃の主細胞は塩酸と内因子を分泌する。

03. 消化管の蠕動を止める抗コリン薬は緑内障の患者には使わない。

04. 内視鏡的粘膜下層剥離術（ESD）は病巣および病巣周囲を茎のあるポリープ状の形に変えて茎を切る手技である。

05. 食道癌の組織型は扁平上皮癌が多い。

06. ヘリコバクター・ピロリの感染による胃炎をA型胃炎という。

07. 後期ダンピング症候群の症状は低血糖によるものである。

08. クローン病は潰瘍性大腸炎と異なって大腸以外の部分にも病変を生じる。

09. 麻痺性イレウスは緊急手術の適応である。

10. 胆汁は胆嚢でつくられている。

11. 膿を混じる腹水は滲出性である。

12. 肝臓の機能に関する酵素のうち、AST（GOT）はALT（GPT）に比べて、肝臓以外の臓器の障害でも血中濃度が増加する。

13. 針刺し事故による感染に気をつけなければならないのは、A型肝炎やE型肝炎である。

14. スワン・ガンツ・カテーテルは食道静脈瘤破裂時の止血に使われる。

15. 飲酒しない人には脂肪肝は起きない。

16. 胆嚢癌の大部分は腺癌である。

17. 急性膵炎の患者には最初から十分量の輸液をすることが大切である。

18. リポ蛋白はアポ蛋白に脂質が付いたものである。

19. Cペプチドはプロインスリンからインスリンを切り離した残りである。

20. 主に成人が罹患している肥満や過食が原因の糖尿病は1型糖尿病である。

## 第 96 回

01. シックデイの時は経口糖尿病薬は中止するがインスリンは中止しない。

02. コレステロールとトリグリセリドは同じ物質である。

03. ビタミンKは血液が凝固するために必要である。

04. TRH は最終的にコルチゾールの分泌を促進する。

05. クッシング症候群の患者は肥満に見えるが手足は細い。

06. ホルモンを過剰産生する腫瘍を機能性腫瘍という。

07. 甲状腺の未分化癌は悪性度が低いので経過観察してよい。

08. 副甲状腺ホルモンが増加すると、ふつう低カルシウム血症になる。

09. 原発性アルドステロン症では、ふつう低カリウム血症になる。

10. 一日の尿量が 300ml の場合、これは無尿である。

11. 糸球体濾過量が減ると血中クレアチニン濃度も減る。

12. ターナー症候群は常染色体の異常である。

13. (新生児) 呼吸窮迫症候群は胎便の吸引で生じる。

14. 小児の糖尿病は 1 型が多い。

15. アジソン病は慢性副腎皮質機能亢進症である。

16. 気管支喘息の予防には吸入ステロイドが適している。

17. コプリック斑は水痘に特徴的である。

18. 亜急性硬化性全脳炎は水痘ウイルスの持続感染によって生じる。

19. 幼児の細菌性クループの起炎菌はインフルエンザ菌が多い。

20. 動脈管は肺動脈と大動脈の間をつなぐ。

# 第97回

01. 川崎病の合併症に心筋梗塞がある。

02. 口唇・口蓋裂の患児の治療においては、言語発達への障害についても考慮しなくてはならない。

03. ヒルシュスプルング病は腸管壁内神経節細胞の欠如で生じる。

04. 消化管穿孔が疑われる際は穿孔部位を正確に見つけるためにバリウムを入れて鮮明な画像を得ると良い。

05. 臍帯ヘルニアとは、いわゆる「でべそ」のことである。

06. 感染症の診断のために検体を採取する際は、目的以外の菌を混ぜないように気を付ける。

07. 単純ヘルペスは水痘ウイルスが再活性化されて発症する。

08. エイズウイルスはCD4陽性細胞に主に感染する。

09. ブドウ球菌には耐性菌が少なく、ペニシリンがよく効く。

10. （ヒトの）コレラはサルモネラ感染症である。

11. 結核菌は肺以外の臓器には感染しない。

12. トラコーマはクラミジアの感染症である。

13. マラリアの中で最も重症なものは熱帯熱マラリアである。

14. T細胞は抗体を産生する。

15. 気管支喘息の発作は明け方に生じやすい。

16. アトピー性皮膚炎の患者は熱いお風呂に入浴すると痒みが軽くなる。

17. ラテックスとマンゴーは同じ抗原を持っている。

18. パンヌスは滑膜に生じる病変である。

19. 強直性脊椎炎はHLA−B27と関係が強い。

20. シェーグレン症候群では口腔内や外陰部に潰瘍が生じる。

## 第 98 回

01. 続発性免疫不全症の患者数は非常に少ない。

02. 身長が変わらなくなった以降は、歯と同様に骨の細胞は増えない。

03. 変形性膝関節症は肥満によって起こることが多い。

04. 後縦靱帯は脊髄の後方にある。

05. フォルクマン拘縮は神経の直接圧迫でなく、血管の圧迫による間接的な障害で生じる。

06. 高齢者の転倒による大腿骨骨折は近位部骨折よりも骨幹部骨折が多い。

07. コンパートメント症候群の病態は内圧上昇による循環障害である。

08. 高齢者の骨折では骨端線の早期閉鎖に注意しなければならない。

09. 肩峰下インピンジメントは水泳でも生じる。

10. コッドマン三角やスピクラは骨膜反応である。

11. 滑膜肉腫は滑膜表層細胞由来の悪性腫瘍である。

12. 天疱瘡は表皮をつくる細胞間を接着する蛋白質に対する自己抗体が生じることで発病する。

13. 疥癬は真菌感染症である。

14. 悪性黒色腫は局所浸潤はするが転移することは稀である。

15. 強膜、脈絡膜、網膜を合わせてぶどう膜という。

16. 近視では網膜の手前で焦点が結ばれている。

17. 閉塞隅角緑内障の発作時には散瞳（瞳を大きく）してやると症状が軽快することが多い。

18. 霰粒腫は痛みが強いことが多い。

19. 反回神経は迷走神経の枝である。

20. 滲出性中耳炎では中耳内に膿が貯留している。

01. メニエール病では聴力障害は生じない。

02. 声帯麻痺の治療では反回神経麻痺の原因を明らかにすることが先決である。

03. 膀胱炎患者が発熱したときは腎盂腎炎の続発を疑う。

04. 腹膜透析は 10 年以上続けられる非常に良い方法である。

05. 慢性腎臓病の重症度分類には糸球体濾過量が重要である。

06. 小児のネフローゼ症候群で最も多い型は微小変化型である。

07. 糖尿病性腎症では無症状な頃から微量アルブミン尿がみられる。

08. 尿路結石の成分で最も多いのは尿酸である。

09. セミノーマでは放射線治療の効果が高い。

10. 腎不全では血中カリウム濃度は低くなる。

11. 交感神経の神経節での伝達物質はノルアドレナリンである。

12. 膀胱癌は殆どが尿路上皮癌である。

13. 筋原性障害では筋トーヌスは亢進する。

14. 視神経交叉が圧迫されると視野の外側が見えにくくなる。

15. ウェルニッケ失語では言語理解は正常である。

16. 脳以外の場所から血栓が飛んできて脳血管に詰まった病態を脳血栓症という。

17. パーキンソン病は黒質のセロトニン作動性神経の脱落によって生じる。

18. 筋萎縮性側索硬化症では下位運動ニューロンも障害される。

19. ギラン・バレー症候群の髄液にみられる蛋白細胞解離とは髄液中の細胞数が増えているのに蛋白質濃度が変わらないことをいう。

20. 真菌性髄膜炎で最も頻度の高い真菌はクリプトコッカスである。

## 第 100 回

01. 複雑部分発作は意識障害を伴う。

02. 活性化部分トロンボプラスチン時間は外因系凝固反応を反映する。

03. 血小板数の正常値はおよそ 6000/$\mu$L である。

04. 再生不良性貧血は小球性低色素性貧血である。

05. 骨髄異形成症候群は造血幹細胞の腫瘍である。

06. 血友病 A も血友病 B も患者の血液はプロトロンビン時間が延長していて、活性化部分トロンボプラスチン時間は正常である。

07. 腫瘍壊死因子$\alpha$はサイトカインである。

08. プレドニゾロンはデキサメタゾンよりも抗炎症作用が強い。

09. 悪性腫瘍を合併した関節リウマチを悪性関節リウマチという。

10. 皮膚筋炎患者の経過観察においては悪性腫瘍の発生に注意する。

11. 抗リン脂質抗体症候群の患者は習慣性流産を生じやすい。

12. 飛沫感染は空気感染とも呼ばれる。

13. コプリック斑は頬粘膜に生じる。

14. 「あなたはきつねうどんが好きですか。」は closed question である。

15. 検査の見落としを防ぐためには特異度の高い検査をすればよい。

16. PSA は肝細胞がんの腫瘍マーカーとして用いられる。

17. シンチグラフィーと SPECT は同じ放射性同位元素（RI）を使う。

18. EBM とはガイドラインにのっとり診察することである。

19. 血漿アルブミン濃度は栄養状態の急な変化も反映できる。

20. 重粒子線を皮膚にあてた場合に皮膚表面よりも深部に線量が高くなる。

解　答　編

## 第1回

01-10 〇×××〇 〇×〇×〇

11-20 〇×〇〇× 〇〇×〇×

---

[誤文の訂正箇所]

02. カリウム → ナトリウム

03. 増加 → 減少

04. 7.00 → 7.40

07. ステロイド薬の一つである → 免疫抑制薬であるが、ステロイド薬ではない

09. 腎前性 → 腎後性

12. 副腎 → 脳下垂体後葉

15. 高カリウム → 低カリウム

18. 前葉 → 後葉

20. 水溶性 → 脂溶性

## 第2回

01-10 〇×〇×〇 〇××〇〇

11-20 〇×〇〇〇 ×〇×〇×

---

[誤文の訂正箇所]

02. 低下 → 上昇

04. 50% → 95%

07. 内分泌の異常で精神症状が起きることがある。

08. 糖尿病でない人が空腹時に血糖 200mg/dl ということはない。

12. T細胞 → B細胞が分化した形質細胞

16. 抗体 → 細胞傷害性T細胞

18. IgE → 細胞傷害性T細胞

20. 自己免疫病 → 代謝異常症

第 3 回

01-10　××○○×　○○×○○

11-20　○○○××　○○×○○

---

［誤文の訂正箇所］

01. 触診や打診の有用性は他の精密な検査に比べても低いものではない。

02. 皮内注射する → 皮膚にたらして、針を押し当てる

05. MRI よりも CT → CT よりも MRI

08. 血漿 → 血清

14. 貧血 → 多血症

15. 再生不良性 → 溶血性

18. 血液凝固因子の欠乏 → 血管炎

第 4 回

01-10　○○○×○　×○×○○

11-20　×○○○×　○○×○○

---

［誤文の訂正箇所］

04. 80% → 30〜50%

06. 1：2〜3 → 2〜3：1

08. 尿道 → 尿管、尿管 → 尿道（以後「尿道 ↔ 尿管」と表記）

11. 男性には作用がない → 男性ではライディッヒ細胞からのテストステロン分泌を促進する

15. 頻尿は排尿回数が多いこと、多尿は 1 日当たりの排尿量が多いことである。

18. 100ml 以下 → 200ml くらい

第 5 回

01-10　×○○××　○○○××

11-20　○○○○○　×○○○×

［誤文の訂正箇所］

01. 胸腺 → 骨髄

04. 免疫複合体による3型アレルギーである。

　　抗糸球体抗体による2型アレルギーである。

05. 男性 → 女性

09. 血漿 ↔ 血清

10. 胃 → 十二指腸と空腸

16. 平熱になる時がなく高熱が続く → 平熱の時が多く、周期的に高熱が出る

20. 外腺 ↔ 内腺

---

### 第6回

01-10　×○×××　○○×○○

11-20　×○○○×　○○×○○

---

［誤文の訂正箇所］

01. 前立腺 → 精巣上体

03. 無痛性 → 有痛性

04. 起こすことはない → 起こすことがある

05. 10 → 5

08. 血友病 → 紫斑病

11. B2 → B12

15. 肝臓 → 腎臓

18. リンパ ↔ 骨髄

---

### 第7回

01-10　○○○○×　○○×××

11-20　○○×○○　×○××○

---

［誤文の訂正箇所］

05. T → B

08. 血管 → 血液凝固因子

09. 出血傾向を起こさせるヘパリンは使ってはならない → ヘパリンを使って微小血栓を再溶解する

10. ペプチド → ステロイド

13. 後 → 前

16. 低下 → 亢進

18. 高 → 低

19. 髄 → 皮

第8回

01－10　○○×○○　×××○○

11－20　○○○○×　×○○○×

[誤文の訂正箇所]

03. 高齢者 → 乳幼児

06. 1 → 2

07. 糖尿病のおそれはない → コントロール不良の糖尿病である

08. すぐに → 食事療法や運動療法で効果が不十分な時に

15. 30 → 120

20. ヘム分子 → グロビン蛋白

第9回

01－10　○○××○　××○○×

11－20　×○○○×　×××○○

[誤文の訂正箇所]

03. 北海道 → 九州

04. も良く効く → があまり効かない

06. Y → X

07. ネガティブ → ポジティブ（「上位のホルモン濃度が増加 → 上位のホルモン濃度が減少」も可）

10. 下垂体 → 形質細胞

11. 低値 → 高値

15. ではインスリンが必要になることはない → でもインスリンが必要になる病態がある

16. と動脈硬化は関係はない → があると動脈硬化が悪化する

17. まれである → 多い

18. 感染症は二次性高脂血症の原因になる

→ 様々な病態が二次性高脂血症の原因になるが、感染症は原因としては一般的でない

第 10 回

01-10　×○○×○　○××○○
11-20　×○○××　××○○×

---

［誤文の訂正箇所］

01. 錐体外路 → 錐体路
04. 急性期を過ぎてから → 急性期にできるだけ早く
07. 高 → 低
08. ウイルス → 細菌
11. セロトニン → ドーパミン
14. 筋原性 → 神経原性
15. 軸索が断裂 → 髄鞘が脱落
16. 後ろ → 前
17. 細胞数 ↔ 蛋白量
20. 遠位 → 近位

第 11 回

01-10　○×○××　×○×○×
11-20　○×○○○　○○×○×

---

［誤文の訂正箇所］

02. 染色体 → ミトコンドリア
04. 亢進 → 低下
05. 前 → 後
06. 高 → 低
08. 第7脳神経（顔面神経） → 第8脳神経（聴神経）
10. 高 → 低
12. 再発・寛解を繰り返すことが多い → 再発しない
18. 遅 → 速

20. 水頭症 → 再出血

## 第 12 回

01-10　×○×○○　×○○○○
11-20　○××○×　○○○○×

---

［誤文の訂正箇所］

01. 良 → 悪
03. アルツハイマー病 → レヴィー小体型認知症
06. 中枢 → 末梢
12. Kussmaul → Biot
13. 閉塞 → 拘束
15. 肺化膿症 → 膿胸
20. 良好 → 不良

## 第 13 回

01-10　×○××○　○○××○
11-20　○○○×○　×××○×

---

［誤文の訂正箇所］

01. 左 → 右
03. 代謝性アミドーシス → 呼吸性アルカローシス
04. 手術 → 化学療法と放射線療法
08. 房室 → 洞房
09. を強く訴える患者は重症度が高い → の訴えと重症度は相関しない
14. 低 → 高
16. 大動脈狭窄症 → 大動脈縮窄症
17. 下 → 前
18. 拡張型心筋症 → 肥大型心筋症
20. 初期治療 → 退院後の維持治療

第14回

01-10　×○××○　○××○×

11-20　×○×○×　○○○×○

---

［誤文の訂正箇所］

01. 陰 → 陽

03. 拡張 → 収縮

04. 三尖弁狭窄症 → 僧帽弁狭窄症

07. 拡張 → 収縮

08. 1 → 3

10. 心室細動 → 心房細動

11. 噴門 → 幽門

13. はあまり意義がない → も消化管穿孔による横隔膜下 free air や腸閉塞による小腸内鏡面像（ニボー）など診断に有用である

15. 生検を省略して患者の訴えた症状から慢性胃炎と診断してもよい
    → 慢性胃炎は患者の訴えた症状だけで診断できない

19. 全層性 → 粘膜や粘膜下組織に限局する

第15回

01-10　×○○×○　××○×○

11-20　○×××○　×××○×

---

［誤文の訂正箇所］

01. 片 → 対

04. 右 → 左

06. 秒 → 分

07. 清明になれば、以降に悪化する心配はない → 一旦清明になった後に悪化することがある

09. 単純ヘルペス → 麻疹

12. アセチルコリン → ドーパミン

13. 急速 → 緩徐

14. 乳幼児 → 青年・壮年

16. が著しい → はない

17. を繰り返す → しない

18. 後 → 前

20. 脳 → 腎

---

第 16 回

01-10　○××○×　×○×○○
11-20　×○○○×　××○×○

---

［誤文の訂正箇所］

02. アセチルコリン受容体 → 電位依存性カルシウムチャンネル

03. にはない異常な → にある正常な

05. 弛緩 → 痙

06. CT → MRI

08. 高 → 低

11. から最初に失われてゆく → は最後まで失われにくい

15. のみからなる → の他、知覚神経、副交感神經も含む

16. 男性のみ → 性別に関係なく

17. 4 → 2

19. 95% → 90%未満

---

第 17 回

01-10　××××○　○××○×
11-20　×××××　○××××

---

［誤文の訂正箇所］

01. 胸水 → 痰

02. 舌咽 → 迷走（反回）

03. Cheyne-Stokes → Kussmaul

04. 悪性細胞 → 結核菌

07. インターロイキン 2 → インターフェロンガンマ

08. 耳朶採血 → 動脈穿刺

10. A → B

11. 市中 → 院内

12. 肺化膿症 → 膿胸

13. に十分に注意する → はないとされている

14. 拘束 → 閉塞

15. 頸部 → 肺門

17. 珪肺症（シリコーシス）→ 石綿症（アスベストーシス）

18. 動脈 → 静脈

19. 左心不全により肺鬱血 → 肺高血圧により右心不全

20. 代謝性 → 呼吸性

---

第18回

01-10　×○×○×　○×××

11-20　××○××　×○○×○

---

［誤文の訂正箇所］

01. 扁平上皮癌 → 小細胞癌

03. 房室 → 洞房

05. T → P

07. 大動脈起始部 → 肺動脈

08. 心房中隔欠損症 → 心室中隔欠損症

09. 大動脈 → 肺動脈

10. 完全 → 修正

11. 大動脈縮窄症 → 大動脈狭窄症

12. 内服 → 舌下投与

14. 拡張型心筋症 → 肥大型心筋症

15. 末梢循環不全 → 肺鬱血

16. 陰 → 陽

19. 血圧は上昇 → 初期には血管は拡張

---

第19回

01-10　××○×○　○○○○○

11-20　○○○○○　○○○○○

［誤文の訂正箇所］

01. 90 → 10

02. モビッツⅠ型（ウエンケバッハ型）→ モビッツⅡ型（モビッツ型）

04. RonP は P 波 → RonT は T 波

---

### 第20回

01−10　○○○○○　○○○○○
11−20　○×○○○　○××○×

---

［誤文の訂正箇所］

12. 10 → 4

17. B1 → B12

18. は正常である → も減る

20. 脾臓 → 腎臓

---

### 第21回

01−10　××○×○　○○×○×
11−20　×○×○○　×○×○○

---

［誤文の訂正箇所］

01. ヘム分子 → グロビン蛋白

02. ために、感染に対しての抵抗力は正常である
　　→ が、機能のない白血球であり、正常な白血球は減るので、感染に対しての抵抗力は弱くなる

04. 低 → 過

08. T/NK ↔ B

10. 血液凝固因子 → 血小板

11. 血小板の減少 → 免疫複合体の沈着による血管壁透過性の亢進

13. である → とは限らない

16. のホジキンリンパ腫 → 癌

18. 好酸球 → 好中球

114

第22回

01-10　○○××○　○×○×○

11-20　×○×○×　×○○○×

---

［誤文の訂正箇所］

03. 減少 → 増多

04. 白血球を顕微鏡で見た時に核が左方に寄っている → より未熟な白血球が増えている

07. 喀血 → 吐血

09. 早期 → 後期

11. 間接 → 直接

13. が多い → はない

15. 銅 → 鉄

16. 糖原病の別名である

　　→ 先天性のグリコーゲン代謝異常であり、糖尿病とは異なる病気である

20. アルカローシス → アシドーシス

第23回

01-10　×○○×○　××○○×

11-20　○×○×○　××○××

---

［誤文の訂正箇所］

01. 逆に高血圧が腎機能を悪化させるということはない

　　→ また高血圧も腎機能を悪化させる

04. メサンギウム細胞 → ボーマン嚢上皮細胞

06. 甲状腺 → 副腎皮質

07. 圧迫しても色が消えない隆起した → 圧迫すると色が消える隆起しない

10. 尋常性天疱瘡 → 類天疱瘡

12. 時点で終了 → 後も継続

14. 樹状突起 → 軸索

16. 対 → 片

17. 表在感覚と深部知覚は脊髄内で同じ側

　　→ 表在感覚は脊髄内で反対側、深部知覚は脊髄内で同じ側

19. 300 → 0
20. CT → MRI

[第 24 回]

01-10 ×○○×× ○×××○
11-20 ×○××○ ○××××

---

［誤文の訂正箇所］

01. MRI → CT
04. 右 → 左
05. 脳出血 ↔ くも膜下出血
07. 灰白質 → 白質
08. 動脈硬化 → 頭蓋骨骨折を伴う頭部外傷
09. 悪 → 良
11. 増加 → 減少
13. 多くの場合、後遺症を残さずに治癒する → 3分の1の患者で後遺症を残す

[第 25 回]

01-10 ○×○○× ○×××○
11-20 ○○○○○ ○×○○○

---

［誤文の訂正箇所］

02. 欧米よりも日本に → 日本よりも欧米に（欧米 ↔ 日本）
05. は生じない → も生じる
07. 軸索が断裂 → 髄鞘が脱落
08. 多発性硬化症の一つの形 → が、多発性硬化症とは異なる病気
09. 遺伝 → 後天的な原因
17. 重症筋無力症 → Lambert-Eaton 症候群

第26回

01-10　○×○×○　○××○×

11-20　○○○××　×○××○

---

［誤文の訂正箇所］

02. がしばしば生じる → は生じない

04. 表 → 深

07. に最も重く → よりも3〜5日後に最も重く

08. 麻痺側 → 非麻痺側

10. 成人になってから → 小児期から

14. ウイルス → プリオン

15. が先行することが多い → はない

16. 遮断 → 刺激

18. 歯状核赤核淡蒼球ルイ体萎縮症 → 線条体黒質変性症

19. 麻痺 → 緊張

第27回

01-10　○○××○　×○○○×

11-20　○○×○×　○××××

---

［誤文の訂正箇所］

03. 近 → 遠

04. 足 → 手

06. 神経原性 → 筋原性

10. 50/10 → 20/10

13. 舌咽 → 迷走

15. 壁 → 臓

17. 連続 → 不連続

18. 陽 → 陰

19. 浸 → 漏

20. 陽 → 陰

第 28 回

01－10　○○××○　○○×○×

11－20　○×○×○　○○×○○

---

［誤文の訂正箇所］

03. 顕微鏡で観察した時に核が左方に偏在している

　　→ 成熟度をグラフにした場合に左方の（未熟な）細胞が多くなる

04. すぐに治療を開始することができるため、市中肺炎に比べて予後が良い

　　→ 体が弱っている患者が多いため、市中肺炎に比べて予後が悪い

08. 粟粒結核 → 所属肺門リンパ節腫大

10. 発作が自然に軽快してきた兆しなので安心して良い

　　→ 呼吸が弱まった兆しなので緊急に対処する

12. β2刺激薬も有効である → β2刺激薬は無効であり、吸入ステロイドを用いる

14. 女 ↔ 男

18. 末梢 ↔ 中枢

第 29 回

01－10　○××○×　○×○○×

11－20　○×○○○　×○○○×

---

［誤文の訂正箇所］

02. ベーチェット病 → シェーグレン症候群

03. 石綿肺（アスベストーシス）→ 珪肺（シリコーシス）

05. 20 ～ 40 → 2 ～ 4

07. 30 → 11 ～ 17

10. 心不全や脳梗塞 → 呼吸循環器系に異常なく生じる

12. Ⅰ → Ⅱ

16. 30 ～ 40 → 13 ～ 14

20. も含まれる → は含まれない

第 30 回

01-10 ○○○×○ ××○○×

11-20 ×○××× ○×○○×

---

［誤文の訂正箇所］

04. 2 → 1.5

06. 低 → 高

07. 20～30 → 8～12

10. 右心房が左心室と → 左心室が肺動脈と

(完全大血管転位症 → 修正大血管転位症も可)

11. 左 → 右（2 か所とも）

13. 心筋梗塞 → 狭心症

14. 心内膜 → 心嚢

15. は高血圧症や大動脈弁狭窄などによる心肥大を総称する病名である

→ には高血圧症や大動脈弁狭窄など明らかな原因による心肥大は含めない

17. 全て血栓である → 血栓のほか、脂肪、骨髄、羊水、腫瘍、寄生虫など様々ある

20. 手指等の小関節が変形する慢性関節リウマチ → リウマチ熱（昔は急性関節リウマチといった）

第 31 回

01-10 ○○○×○ ×○×○○

11-20 ××○○○ ×○×××

---

［誤文の訂正箇所］

04. リベロ・カルバロ徴候 → グラハム・スチール雑音

（「肺動脈弁閉鎖不全症で聴かれる拡張期雑音 → 三尖弁閉鎖不全症で聴かれる全収縮期雑音が吸気時に増強する現象」も可）

06. 悪 → 良

08. アルドステロン → アドレナリンやノルアドレナリン

11. 約半数 → 全員

12. 直径 10cm になるまでは手術を行わない → 上行大動脈で 55mm 以上の瘤、下行大動脈で 60mm 以上の瘤、また年に 10mm 以上拡大する瘤は手術を行う

16. 必ず動脈血を採らなければならない → 動脈血にこだわる必要はなく、むしろ何回か繰り返し

て採ることが大切である

18. 主 → 壁

19. は減らない → も減る

20. 肝 → 腎

---

第 32 回

01-10 ○○○○○  ○×○○×

11-20 ○××○×  ×○○×○

---

［誤文の訂正箇所］

07. 慢 → 急

10. ホジキンリンパ腫 → 非ホジキンリンパ腫

12. T → B

13. 特発性血小板減少性紫斑病 → 血友病

15. 正常 → 延長

16. 増加 → 減少

19. 血小板機能の先天的異常 → IgA のつくる免疫複合体が沈着する後天的な血管炎

---

第 33 回

01-10 ○○○×○  ×○×××

11-20 ×○○○×  ×○×○○

---

［誤文の訂正箇所］

04. 交感神経 → 副交感神経

   （または「促進 → 抑制」も正解）

06. アルカローシス → アシドーシス

08. 不可能 → 可能

09. の診断ではバリウムを用いて鮮明な画像を得ることが大切である

   → が少しでも疑われる時は絶対にバリウムを用いてはならない

10. 弛緩 → 収縮

11. あって、食道癌とは関係ない → あるが、食道癌の危険因子でもある

15. 漿膜下層 → 粘膜下層

16. 緊急開腹手術が必要である → 手術では治せない

　　（または「機能性イレウス（麻痺性および痙攣性）→ 絞扼性イレウス」も正解）

18. 潰瘍性大腸炎 → クローン病


[第34回]

01-10　××○○○　○×○×○
11-20　×○○○×　×○○××

---

［誤文の訂正箇所］

01. は血便を生じることが多い → では血便は生じない

02. 主に粘膜生検で診断される

　　→ 粘膜下組織に発生することが多く、粘膜生検で診断できることはまれである

07. 20 → 600～800

09. 間 → 直

11. 10 → 1

15. RNA → DNA

16. 血液や体液 → 食物

19. 樹状突起 → 軸索

20. 灰白質 → 白質


[第35回]

01-10　○○×○×　○○×○○
11-20　××○××　○○×○×

---

［誤文の訂正箇所］

03. ウェルニッケ → ブローカ

05. による脳脊髄液検査が必須である

　　→ は原則禁忌だが、行う場合は採取量を最小限にして脳ヘルニアを生じないように十分に気を
　　　つける

08. 退院後の経口抗血栓薬 → 発症当日の経カテーテル的血栓溶解療法

　　（「組織プラスミノーゲン活性化剤（t-PA）→ ワルファリン」も正解）

11. 数秒間 → 数分間～数時間

12. 外 → 内

14. 悪性度 → 手術での摘出程度

15. 内側半分が見えなくなる両鼻側 → 外側半分が見えなくなる両耳側

18. 風疹 → 麻疹

20. リケッチア → プリオン

---

第 36 回

01-10  ×○○×○  ×○○○×

11-20  ×○×××  ○××○○

---

［誤文の訂正箇所］

01. 全て意識障害を伴う → 意識障害を伴わない病型もある

04. ドーパミン → L-DOPA

06. 中核 → 周辺

10. による褥瘡の発生が多い → は生じず、褥瘡の発生はまれである

11. 上 → 下

13. 多発性硬化症の1病型である → が、多発性硬化症とは異なる病気である

14. も多発性硬化症と同様に、患者の多くが再発・寛解を繰り返す

    → は多発性硬化症と異なって、再発しない

15. 常染色体劣性遺伝で生じる先天性疾患 → 遺伝とは無関係な後天性疾患

17. 後ろ → 前

18. 細胞数 ↔ 蛋白濃度

---

第 37 回

01-10  ×○○×○  ○×○×○

11-20  ○○○××  ○×○×○

---

［誤文の訂正箇所］

01. の放出が減っている → を受ける筋肉の受容体が抗体で遮断されている

04. 通常の人にはなく、進行性筋ジストロフィーの患者がもつ特有の蛋白質である

    → 通常の人にある正常な蛋白質だが、進行性筋ジストロフィーの患者ではこれをコードする遺
       伝子に異常がある

07. 300 → 30

09. 星状 → 稀突起

14. 改善の兆し → 梗塞巣内に出血を生じ更に悪化する

15. 併走して（並んで走って） → 全く異なる経路を通って

17. 高齢者 → 小児

19. 多い → ない

---

第 38 回

01-10　××○○×　○××○○

11-20　×○××○　○××○○

---

［誤文の訂正箇所］

01. 遮断 → 作働

02. 阻害する → 強める（「作用 → 加水分解」でも可）

05. 常 → X（エックス）

07. 黄色 → 前縦

08. 前 → 後

11. ゴットロン徴候 → ヘリオトロープ斑

13. 葉酸 → ビタミン B1（チアミン）

14. 横隔膜につながる横紋筋に引っ張られて → 横隔膜の収縮による胸腔内圧の低下により

17. ではみられない → でもみられる

18. ムチンと血漿由来成分からなり、ムチンは痰の 40％くらい

　　　→ 水とムチンと血漿由来成分からなり、水は痰の 90％以上

---

第 39 回

01-10　×○×○○　××○○×

11-20　○×○×○　○×○×○

---

［誤文の訂正箇所］

01. 水溶性ヨード → ガドリニウム

03. 総頸 → 大腿、橈骨（とう）、上腕

06. 再発することは少ない → 何度も繰り返し起こる

07. 高い → 低い（が市中肺炎よりは高い）

10. ほぼ全員 → 10%前後の人

12. アルカローシス → アシドーシス

14. に付着するカビ → の成分（蛋白質）

17. でも自然に治る → では極めて予後不良の

19. 有効 → ほとんど無効


第 40 回

01-10　○○○○×　○○×○×

11-20　××××○　×○×○○

――――――――――――――――――――――――――――――――

［誤文の訂正箇所］

05. 全て均一である → 塞栓部の還流域では低下する

08. が有効である → は無効で、発症 2 週間以後での使用はむしろ予後を悪くする

10. には、動脈血二酸化炭素分圧にかかわらずすぐに酸素を与える

　　→ でも、動脈血二酸化炭素分圧が高ければ酸素を与える前に換気を改善する

11. 酸素を運ぶ能力が低いので、チアノーゼが生じやすい

　　→ ヘモグロビン濃度が低いので、チアノーゼが目立ちにくい

12. 減少 → 増加

13. Ⅳ → Ⅰ

14. 前 → 後

16. 死因にならない → 両側性や緊張性の場合死因になることがある

18. 80 歳以上の患者におこなってはならない

　　→ 年齢に関係なくおこなえる


第 41 回

01-10　○○××○　○×○××

11-20　×○○○×　×○×○○

――――――――――――――――――――――――――――――――

［誤文の訂正箇所］

03. も正常に戻す → は正常に戻せないが、未感染細胞の感染を防ぐ

04. 10 → 75

07. 抗酸菌数 → 膿性部分の割合（「ミラー＆ジョーンズの分類 → ガフキー号数」も可）

09. 良い → 悪い

10. は細菌性肺炎の予防に役立たない

   → はインフルエンザを防ぐだけだが、傷ついた組織に重感染する細菌性肺炎を予防できる

11. 非結核性（非定型）抗酸菌症を生じる原因菌の中で最も頻度が高い

   → 結核症を生じる原因菌そのものである（「tuberculosis → avium-intracellulare complex」
   も可）

15. その抗菌活性にある → 不明だが、抗菌活性のためではない

16. を生じる最も多い原因は膠原病 → は先行する疾患や病態なしに生じる間質性肺炎

18. あり、薬剤性肺障害の原因にならない → あるが、薬剤性肺障害の原因になる

---

### 第 42 回

01-10　×○○×○　○×○○×

11-20　○××○○　×○×××

---

［誤文の訂正箇所］

01. 中枢 → 閉塞

04. 胸水によって胸膜表面の咳受容体が刺激される

   → 咳受容体が気管支粘膜にのみ存在するゆえ、胸水が肺を圧迫し、肺内の咳受容体が間接的に
   刺激される

07. 未だ保険適応ではない → 保険適応である

10. 1ℓ → 5ℓ

12. 細胞内 → 細胞外、特に組織間（間質）

13. チアノーゼが目立ちやすい → ヘモグロビン濃度が低いのでチアノーゼが目立ちにくい

16. 心室の再分極 → 心房の脱分極

18. マスター法 → ホルター心電図

19. 垂直 → 水平

20. ネラトン → スワン・ガンツ

---

### 第 43 回

01-10　○×○××　○○×○○

11-20　○××○×　○○×○○

［誤文の訂正箇所］

02. 静脈 → 動脈

04. 70 → 20

05. 肺動脈の左室騎乗のために大動脈狭窄 → 大動脈の右室騎乗のために肺動脈狭窄

08. 積極的に運動負荷心電図検査を行って心筋梗塞の発症を予知することが大切である
　　 → 運動負荷心電図検査を行うと心筋梗塞を発症する危険が高いので行ってはならない

12. の最も多い原因は高血圧である
　　 → は先行・合併する疾患や病態なく心筋肥大を生じるものをいう
　　 （「肥大型 → 特定」も可）

13. も肺性心と呼ぶ → は二次的な肺高血圧であり、肺性心に含めない

15. をして確定診断をするまで治療はしない → を待たずに速やかに血栓溶解療法を始める

18. の半数は自然治癒 → は治療しなければ全員死亡

---

### 第44回

01-10　○×○○○　××○○○

11-20　×○×○○　○○×○○

---

［誤文の訂正箇所］

02. は検出できない → 最もよく検出できる

06. 収縮 → 拡張

07. 血圧も尿量も減少しない → 皮膚は温かいが、血圧も尿量も減少する

11. アルドステロン → アドレナリン、ノルアドレナリン

13. 不良 → 良好

18. 若年女性 → 高齢男性

---

### 第45回

01-10　×○×○×　○○×○×

11-20　○○××○　××○○×

---

［誤文の訂正箇所］

01. であっても救急性があるとは限らない → の原因は様々あるが全て救急性があると考える

03. 心室の脱分極の → 房室間伝導（「PQ 間隔 → QRS 幅」も可）

05. 10 ～ 20 → 55 ～ 80

08. を生じやすい → は生じない

10. 左心室の拡張障害により強い肺鬱血 → 右心室の拡張障害により強い体の鬱血

13. 利尿薬や血管拡張薬 → 補液

14. 1 つの弁に狭窄と閉鎖不全の両方 → 複数の弁に病変

16. リウマチ熱の後遺症 → 先天的な奇形

17. 肺 → 体の

20. 拡張 → 収縮

---

[第 46 回]

01－10　×○○○×　○○××○

11－20　×○×○○　××○×○

---

［誤文の訂正箇所］

01. 遅く、危険度も低い → 遅いが、1：1 伝導した時に心停止するので危険度が高い。

　　　　　　　　また 2：1 伝導でも 150b.p.m. で明らかに頻脈であり、心不全になること
　　　　　　　　がある

05. 外 → 内

08. の一例と言える → では生じない

09. 低血糖 → ビタミン B1（チアミン）欠乏

11. CT → MRI

13. 患者の状態に関係なく一律に降圧療法を行うことが望ましい

　　→ 降圧により梗塞巣の範囲が拡大してしまう患者がいるので注意深く状態をみて判断する

16. 数秒間のみ → 2 ～ 15 分間

17. 椎骨 → 内頸

19. 高 → 低

---

[第 47 回]

01－10　○○××○　○×××○

11－20　○○×××　○○×○×

［誤文の訂正箇所］

03. 2型（HSV-2）→ 1型（HSV-1）

04. 1年以内 → 10年以上経って

07. 特有の → ない

08. 増加 → 減少

09. 神経原線維変化 → レヴィー小体の出現

13. 全て → 多く

14. ギラン・バレー → シャイ・ドレーガー

15. 入らずに → 入り過ぎて

18. 30歳代の女性に最も多い → 小児（特に1〜8歳）と若年成人に多く、男女差はない

　　（「急性散在性脳脊髄炎 → 多発性硬化症」も可）

20. 常染色体劣性遺伝をする → 遺伝によらない


## 第48回

01−10　○××○×　○○×○○

11−20　○○○○×　×○××○

---

［誤文の訂正箇所］

02. 後脊髄動脈 → 前脊髄動脈

03. の別名 → とは異なる病気

05. は障害されない → も障害される

08. ナトリウム → カルシウム

15. 50 → 10〜15

16. Ⅰ → Ⅱ

18. 湿 → 乾

19. 三叉 → 迷走


## 第49回

01−10　○○○×○　○○×○×

11−20　×○×○○　×○○○×

［誤文の訂正箇所］

04. も有効 → はほとんど無効

08. が減る → は減らなくても肺に入る細菌が減るので発症しにくくなる

10. うつされないように十分に気を付けることが大切である
    → うつることはないので通常の注意でよい

11. IgG → IgE

13. ので、気管支喘息患者への吸入ステロイド薬の使用は発作時のみに限ることが大切である
    → が、吸入ステロイドは副作用がほとんどなく、また吸入ステロイドは継続して用いないと効果がない

16. 自覚症状 → 他覚所見

20. よく効く → ほとんど効かない

---

## 第50回

01-10　××○○○　×○○××

11-20　○○×××　○×××○

---

［誤文の訂正箇所］

01. 全身性進行性硬化症（SSc） → 皮膚筋炎（DM）

02. 肺結核 → 胸膜悪性中皮腫（「石綿肺 → 珪肺」も可）

06. 100 → 25

09. が隠れている → はない

10. Ⅰ → Ⅱ

13. ので手術 → が、放射線療法や化学療法が有効なので放射線療法や化学療法

14. 後 → 前

15. 壁 → 臓

17. 内皮 → 中皮

18. 行えば、呼吸リハビリテーションは不要なもの
    → 行うことはもちろんだが、呼吸リハビリテーションは必ず有効

19. は呼吸リハビリテーションの対象にならない
    → であっても呼吸リハビリテーションは必ず行う

第 51 回

01－10　×○○○×　○○××○

11－20　××○○○　×○○××

---

［誤文の訂正箇所］

01．が弱いからである

　　→ がどんなに強くても、たばこは強い依存性を起こす薬物なので当たりまえのことである

05．40 → 75（酸素分圧は 40Torr）

08．発熱 → 痰

09．Biot（ビオー） → Kussmaul（クスマウル）

11．血流 → 換気

　　（「クリプトンガスやキセノンガスを吸入させ → 大凝集アルブミンを静注し」でも可）

12．1秒率 → 気道を流れる空気の速さ

16．も院内肺炎に含める → は院内肺炎ではない

19．も呼ばれる → 異なる病態である

20．は感染しない → も感染する（喉頭、腸、腎、脊椎骨など）

第 52 回

01－10　○○×○○　×○○○○

11－20　×××××　×○○○○

---

［誤文の訂正箇所］

03．軽快してきた証拠なので安心してよい

　　→ 呼吸が弱くなった証拠なので人工呼吸の準備を始める

06．男 → 女

11．が含まれる → は含まれない

12．肺門部 → 胸膜の直下

13．何れの病型でもステロイドがよく効く → ステロイドが効かない病型がある

14．は生じるが癌は起こさない → が生じるだけでなく癌も発生させる

15．何れも軽症である → 重症であることもまれではない

16．全て予測予防可能である → だけでは予測できない

第53回

01-10　××○○○　○××○×

11-20　×○×××　○○○××

---

［誤文の訂正箇所］

01. はみられない → もみられる

02. 閉塞 → 中枢

07. 遠隔 → リンパ節（「N → M」でも可）

08. 前 → 後

10. 気胸 → 肺気腫または肺嚢胞

11. 全てが悪性で → 多くは悪性だが良性も

13. ので、3分間程度のカウンセリングならば、しないのと同じである

　　　→ が、3分間程度のカウンセリングでも効果がある

14. His束を通ってから房室結節へ伝わる → 房室結節からHis束へ伝わる

15. 無痛性である → 多くの場合胸痛がある

19. 肺動脈弁 ↔ 大動脈弁

20. 手足 → 前胸部

第54回

01-10　○×××○　○×○○×

11-20　○○○××　○××○×

---

［誤文の訂正箇所］

02. 小さく → 大きく

03. に注意しなくてはならない → はない

04. 左 → 右

07. 生下時からみられる心奇形 → 後天的に生じる病態

10. 僧帽弁 → 三尖弁

14. の最も多い原因である → には含めない

15. の例として、僧帽弁狭窄症による肺鬱血を挙げることができる

　　　→ は一次性に生じた肺高血圧症により右心不全を生じた病態であり、僧帽弁狭窄症による肺鬱

　　　　血のような二次性の肺高血圧症を含めない

17. 左 → 右

18. よい → 肺鬱血を軽減するにはよいが、心拍出量を更に減らすので注意する

20. 手指が変形する慢性関節リウマチ → リウマチ熱

---

第 55 回

01-10 ○×○○×　○×××○

11-20 ×○××○　○○×○×

---

［誤文の訂正箇所］

02. 拡張 → 収縮

05. グラハム・スティール雑音 → リベロ・カルバロ徴候

07. 悪性中皮腫 → 粘液腫

08. 拡張期血圧 140mmHg 以上 → 収縮期血圧 140mmHg 以上

　　　　　　　　　　　　　　または拡張期血圧 90mmHg 以上

09. 血圧は下がる → 血圧は上がる

11. 1%未満 → 10%程度

13. Ⅱ → Ⅰ

14. 二 → 三

18. 骨髄芽球 → 巨核球

20. フェリチン → トランスフェリン

---

第 56 回

01-10 ○×○○×　×××○○

11-20 ××○○×　○○○××

---

［誤文の訂正箇所］

02. は正常である → も減少する

05. 右 → 左

06. A → B

07. 心房内 → 心房から心室へ

08. M → B

11. を生じ易い → は生じない

12. 開胸手術 → 動脈内カテーテル

15. 赤 → 青

19. 心エコー図 → 心臓カテーテル

20. 容積 ↔ 圧

---

第 57 回

01-10　○○××○　×○○××

11-20　××○××　○○××○

---

［誤文の訂正箇所］

03. 血圧は下がる → 血圧も上がる

04. 幅の広い QRS 波が出現する → QRS 波の幅は正常である

　　（「上室性 → 心室性」も可）

06. 小児 → 高齢者

09. 赤血球 → 補体

10. 肝臓 → 腎臓

11. リンパ節 → 骨髄

12. 維持強化 ↔ 地固め

14. 15 番染色体と 17 番染色体 → 9 番染色体と 22 番染色体

18. T → B

19. IgG → IgM

---

第 58 回

01-10　×○××○　××○×○

11-20　×○○××　○×○××

---

［誤文の訂正箇所］

01. 正常である → 延長する

03. バウヒン弁 → オッジ筋

04. アシドーシス → アルカローシス

06. 腺癌 → 扁平上皮癌

07. スワン・ガンツ・カテーテル → SB チューブ

09. でも、十分に加熱して滅菌すれば食中毒を防ぐことができる

　　　→ は耐熱性の毒素によるものなので十分に加熱して滅菌しても食中毒を防ぐことができない

11. やすい → にくい

14. 囲まれた → 前面だけおおわれた

15. 分岐鎖 ↔ 芳香族

17. アルファ → ガンマ

19. 大きい ↔ 小さい

20. デュビン・ジョンソン → クリグラー・ナジャー

## 第59回

01−10　○××○×　×××○×

11−20　○×○○○　×○×○○

---

［誤文の訂正箇所］

02. 胆管細胞癌 → 肝細胞癌

03. 尿酸 → ビリルビン

05. 浮腫を抑えるために輸液を控える

　　　→ 浮腫があり、更に循環血液量が減っているので十分な輸液をおこなう

06. やすい → ない（「膵体尾部 → 膵頭部」も可）

07. 輸出細静脈 → 輸出細動脈

08. エリスロポエチン → レニン

10. ナトリウム ↔ カリウム

12. 無尿 → 乏尿

16. 漿膜下層 → 粘膜下層

18. RNA → DNA

## 第60回

01−10　×○○×○　○××○×

11−20　○○××○　○×××○

---

［誤文の訂正箇所］

01. 骨髄性 → リンパ性

04. 低 → 過

07. ホジキン → 非ホジキン B 細胞性

08. T → B

10. フォンビルブランド因子 → フォンビルブランド因子を切断する酵素 ADAMTS-13

13. 結腸 → 小腸

14. 咽頭 → 食道（「3 → 2」も可）

17. 滑脱 ↔ 傍食道

18. スワン・ガンツ・カテーテル → SB チューブ

19. 漿膜下組織 → 粘膜下組織

### 第61回

01-10 ○×○×○　××○○×

11-20 ×○○○×　×○××○

---

［誤文の訂正箇所］

02. クローン病 ↔ 潰瘍性大腸炎

04. 良性腫瘍と同義 → 単に「突出したもの」の意味

06. 門脈 → 固有肝動脈（「栄養 → 機能」も可）

07. 腹部の中央辺り → 腹部ではない皮膚（「関連痛 → 内臓痛」も可）

10. 採血 → 採尿

11. 体外からガンマ線を照射

　　→ ガンマ線を出す薬を投与して、体内から出るガンマ線を体外で検出

15. 鉄 → 銅

16. 2 型糖原病 → 2 型糖尿病

18. 胆管細胞癌 → 肝細胞癌

19. 尿酸 → コレステロール

### 第62回

01-10 ○○○××　○×○××

11-20 ×○×○○　××○××

［誤文の訂正箇所］

04. ほとんどが良性腫瘍なので無症状なら切除しない

→ 悪性化の可能性があり、全てが切除の適応である

05. から出現するので、治療成績が良好 → には出現しないので、治療成績が不良

07. 10 → 100

09. 下大静脈と門脈の間に右腎静脈 → 腹部大動脈と上腸間膜動脈の間に左腎静脈

10. 40 → 15（「組織間液 → 細胞内液」も可）

11. 同じである → 異なり、最も医療資源を費やしたものが保険病名である

13. 正面から → 斜めに

16. 大きく → 小さく（大きくなるのは正常）

17. 黄疸 ↔ 貧血

19. 30 → 22

20. 20 → 200

---

第 63 回

01-10  ○×○×○　○○××○
11-20  ○○○××　○×○○×

---

［誤文の訂正箇所］

02. 血液学的 → 血液生化学的

04. 起きない → 逆流により起こる可能性があると報告があった

08. 直接 → 間接

09. 正常値 → 合併症を起こしうるコントロール不良状態

14. IgG → IgM

15. 全ての → 一部の

17. 心室 → 心房

20. ボリューム（体積）→ 空気の流速（「縦軸（Y軸）→ 横軸（X軸）」も可）

---

第 64 回

01-10  ○○○×○　×○○××
11-20  ○×××○　○×××○

---

［誤文の訂正箇所］

04. 用いない → 用いる

06. 低く → 高く

09. 経てば車を患者が運転して帰っても良い → 経っても車を患者が運転して帰るのは危険である

10. は対症療法は不要である → でも対症療法は患者の苦痛を和らげるので適宜おこなう

12. に従った医療のことである → に従うことだけではない

13. 補充 → 対症

14. 門脈に運ばれて肝臓での代謝を受ける → 門脈に入らず肝臓での代謝を受けない

17. ベンゾジアゼピン結合部位に作用 → シクロオキシゲナーゼを阻害

18. H2 → H1

19. 吸入ステロイド → 気管支拡張剤

---

第65回

01-10 ○○×○× ××○×○
11-20 ○×○×○ ××○××

---

［誤文の訂正箇所］

03. でも1分間の脈拍数は15秒間の脈拍数を4倍すれば良い

　　→ は1分間の脈拍数は1分間の脈拍数を直接に測る

05. 3 → 15

06. 核医学検査である → 放射性物質を用いない検査である

07. 1.10～1.30 → 1.010～1.030

09. 尿素 → 尿酸

12. 両方 → どちらか

14. だけでなく手足にも → のみに

16. あると不正確になる → あっても影響されない

17. 用いてはならない → 用いてもかまわない

　　（「ヨード → ガドリニウム」も可）

19. 右 → 左

20. ある高血圧の患者には生活指導は不要である

　　→ あっても高血圧の患者には生活指導は必要である

第 66 回

01-10　××××○　○×○×○

11-20　○○××○　×○×○×

---

［誤文の訂正箇所］

01. は患者の問題を解決する科学的根拠にはならない

　　→ も患者の問題を解決する科学的根拠の一つとして検討できる

02. 低く → 高く

03. 後も品質が保証される日付である → 後は使用期限までの品質の保証はされない

04. 心臓の拍動を緩徐にさせて → 血管を拡げて

07. 50 → 14

09. 肺胞マクロファージ → Ⅱ型肺胞上皮細胞

13. 壁側 → 臓側

14. 亢進 → 減弱

16. 膿 → 抗酸菌

18. Ⅰ → Ⅱ

20. ライノ → オルソミクソ

第 67 回

01-10　○×○○×　○○××○

11-20　××○○×　○○×○×

---

［誤文の訂正箇所］

02. も院内肺炎患者に含まれる → も院内肺炎患者に含めない

05. 肺化膿症 → 膿胸

08. 感染しないように注意する → 感染する心配はない

09. 中 → 大

11. β2（アドレナリン受容体）刺激薬（気管支拡張剤）→ 吸入ステロイド薬

12. 砂糖きびの植物蛋白 → 砂糖きびに付着するかび

15. 同義 → 異なる病気

18. 行えば、COPD を治癒させることができる

　　→ 行っても、COPD を治癒させることはできない

20. 必ず病理組織検査をしなければならない

   → HRCT による画像所見（明らかな蜂巣胞）で確定してよい

### 第 68 回

01−10　○○××○　○××○×

11−20　××○×○　××○×○

---

［誤文の訂正箇所］

03. 珪肺症 → 石綿（アスベスト）肺

04. は含めない → も含まれる

07. 急性 → 慢性

08. 左 → 右

10. が最も効果がある → は無効である

11. が原因になっていることが多い → はないことが多い

12. 中枢 → 閉塞

14. すぐに高濃度酸素を高流量で吸入させる → まず十分に換気をさせてから酸素を吸入させる

16. 終末 → 呼吸

17. Ⅰ → Ⅱ

19. 肋間 → 迷走

### 第 69 回

01−10　○×○×○　××○○×

11−20　○○○××　×○○○○

---

［誤文の訂正箇所］

02. ウイルス ↔ 細菌

04. 連鎖球菌 → 黄色ぶどう球菌

06. 結核性胸膜炎と頸部リンパ節腫脹 → 結核菌定着部の小さな初感染病巣と肺門リンパ節病変

07. 吸入ステロイド薬 → 気管支拡張剤（アドレナリン $\beta_2$ 受容体刺激薬）

10. 急性好酸球性肺炎（AEP） → 慢性好酸球性肺炎（CEP）

14. 石綿肺 → 珪肺

15. は必ずしも原因薬剤を中止する必要はない → であっても必ず原因薬剤は中止する

16. フィブリノーゲンをフィブリンに → プラスミノーゲンをプラスミンに

第 70 回

01-10　○×××○　○×××○
11-20　○○×××　×○×○○

---

［誤文の訂正箇所］

02. リンパ節転移 → 原発腫瘍の進展度（「T → N」も可）

03. 上大静脈症候群 → 反回神経麻痺

04. 漏出 → 滲出

07. 珪肺症 → 石綿肺

08. 上げても呼吸は改善しない → 上げると呼吸は改善する

09. 90歳以上の患者には呼吸リハビリテーションの適応はない

　　　→ 呼吸リハビリテーションは全ての年齢の人に適応がある

13. 3650 → 10

14. 右 → 左

15. 房室 → 洞房

16. 2〜3 → 4〜5

18. を強く訴える患者は重症患者である → の訴えの強さと病気の重症度は相関しない

第 71 回

01-10　○×○×○　××○○×
11-20　○○×○×　○×○○○

---

［誤文の訂正箇所］

02. も現病歴 → は既往歴

04. 眼球結膜 → 眼瞼結膜（「貧血 → 黄疸」も可）

06. 60 → 60未満

07. 双極 → 単極

10. 足に向かう鉛直線 → 左に向かう水平線

13. 垂直 → できるだけ平行

15. 大動脈 → 静脈

17. 75％開いている、25％塞がっている → 75％塞がっている、25％開いている

第72回

01-10　××○○×　×○○×○
11-20　××○○○　○×○××

---

［誤文の訂正箇所］

01. 肺静脈と上大静脈 → 肺動脈と大動脈

02. 高血圧により左室の血液が右室に → 肺高血圧により右室の血液が左室に

05. 大動脈狭窄症 → 大動脈縮窄症

06. 大動脈縮窄症 → 大動脈狭窄症

09. 僧帽弁が左心室内に → 三尖弁が右心室内に

11. 続く → 続くことはない

12. 内服 → 舌下投与

17. 300〜500 → 30〜50

19. を肥大型心筋症と呼ぶ → 等を特定心筋症と総称し、肥大型心筋症は含めない

20. 左 → 右

第73回

01-10　○○×○○　×××○×
11-20　○○○○×　×○○××

---

［誤文の訂正箇所］

03. 右 → 左

06. グラム陰性桿菌 → グラム陽性球菌

07. しなくても予後良好 → しないと予後不良

08. 僧帽弁狭窄症と僧帽弁閉鎖不全症が同時にある
　　　→ 2か所以上の弁に病変がある

10. 数か月間だけ → 一生涯

15. 三尖弁 → 僧帽弁

16. 収縮期 → 拡張期

19. 横紋筋肉腫 → 粘液腫

20. 90 → 10

第74回

01-10　○×××○　○○○×○
11-20　○○×××　×○○×○

---

［誤文の訂正箇所］

02. なので、薬を使っている高血圧症の患者に生活指導はしなくてもかまわない

　　→ であったとしても、全ての高血圧症の患者に対して生活指導は薬に優先しておこなう

03. 内分泌 → 腎

04. 下垂体 → 副骨髄質

09. 短縮 → 延長

13. 下腿の細い → 大腿の太い

14. 右 → 左

15. 細胞性 → 細胞による免疫ではあるが、自然

16. キラー → ヘルパー

19. IgG → IgE

第75回

01-10　××○○×　○×○××
11-20　○×○×○　×○××○

---

［誤文の訂正箇所］

01. 不安定 → 労作性

　　（「安静時 → 安定」も可）

02. がみられる → はみられない

　　（「狭心症 → 心筋梗塞」も可）

05. ウイルス性の急性心膜炎 → 心筋梗塞の数週間後に起こるおそらく自己免疫による心膜炎

07. 静脈圧の低下 → 静脈圧の上昇

09. 拡張型 → 肥大型

　　（「錯綜配列などの特異的所見がみられる → 特異的所見はない」も可）

10. 左心不全によって肺鬱血 → 肺高圧によって右心不全

（「肺性心 → 心臓喘息」も可）

12. ければ、肺塞栓症ではないと考えて良い → くても、肺塞栓症は否定できない

14. 左 → 右

16. ならば採血を繰り返す必要はない → であっても採血を繰り返して何度も培養する

18. 多いのでペニシリンはほとんど効かない → ないのでペニシリンが最も効く

19. で → とは異なる

## 第76回

01-10 ○×○○○　×○×○×
11-20 ○○×××　○×○×○

---

［誤文の訂正箇所］

02. 心エコー図 → 心臓カテーテル

06. 圧 → 容量

08. 5 → 2

10. の真の原因は食塩の過剰摂取である → は原因が不明なものをいう

13. 腎血管性 → 腎実質性

14. 高 → 低

15. 一過性脳虚血発作（TIA） → アダムス・ストークス症候群

17. 上室性 → 心室性

19. ST → PQ

## 第77回

01-10 ○○○××　○××○×
11-20 ○×○○×　×○×○×

---

［誤文の訂正箇所］

04. 深部 ↔ 表在

05. ヘルパーT → B

07. I → IV

08. 皮膚筋炎 → 全身性エリテマトーデス（全身性紅斑性狼瘡）

10. よりも濁っている → と異なり澄んでいる

12. 開放 → 閉鎖

15. ビオー → クスマウル

16. 眼瞼 → 眼球

（「黄疸 → 貧血」も可）

18. 正常 → 肥満

20. 上がる → 下がる

第 78 回

01-10　○×○○×　×○○××

11-20　○××○×　×○○○×

---

［誤文の訂正箇所］

02. 漏出 → 滲出

05. 良好 → 不良

06. 末梢組織から肝臓へ → 肝臓から末梢組織へ

09. 抗体 → 抗原（正しくは抗原を作る DNA の一部）

10. 前立腺癌 → 肝細胞癌

（「AFP → PSA」も可）

12. 心室 → 心房

13. トレッドミル → エルゴメーター

15. Ⅰ → Ⅱ

16. 高 ↔ 低

20. 有用である → 適していない

第 79 回

01-10　○○××○　×○×○×

11-20　○○×○×　×○×○×

---

［誤文の訂正箇所］

03. 星状 → 稀突起

04. 白質 → 灰白質

（「中心部 → 周辺部」も可）

06. 遅 → 速

08. ブローカ → ウェルニッケ

10. できるだけ速やかに髄液を抜いて脳圧を下げることが大切である
    → 髄液を抜くと脳圧が下がり、脳ヘルニアを起こす危険がある

13. には行わない → に行う

15. 小脳 → レンズ核（被殻・淡蒼球）

16. 1日以内 → 3〜14日

18. 3日間くらい症状が続く → 24時間以内に症状が消失する

20. 1 → 4

### 第80回

01-10  ○○×○×  ×○○×○

11-20  ××○○×  ○○×××

---

［誤文の訂正箇所］

03. 風疹 → 麻疹

05. ウイルス感染症 → プリオン病

06. 全般 → 部分
    （「カルバマゼピン → バルプロ酸」も可）

09. セロトニン → ドーパミン

11. 中核 → 周辺

12. 劣性 → 優性

15. も障害される → は障害されない

18. 再発・寛解を繰り返す → 再発せず1回限りである

19. 自己免疫疾患 → 物理的障害

20. 後方 → 前方

### 第81回

01-10  ○×○○○  ××○○×

11-20  ×○○×○  ○○×○×

［誤文の訂正箇所］

02. 上肢から下降する → 下肢から上昇する

06. 帯状疱疹ウイルス感染による → 原因不明の

(「ベル麻痺 → ラムゼイ・ハント症候群」も可)

07. アドレナリン → アセチルコリン

10. 不良 → 良好

11. 染色体上に → ミトコンドリア内に独立して

14. ニコチン酸 → ビタミン $B_1$

(「ウェルニッケ脳症 → ペラグラ」も可)

18. Ⅰ → Ⅱ

20. 舌咽 → 迷走

## 第 82 回

01-10　××○○×　○××○○

11-20　○×○×○　×○×○×

---

［誤文の訂正箇所］

01. 亢進 → 減弱

02. 拘束 → 閉塞

(「1秒率が70% → %肺活量が80%」も可)

05. 悪い → 少し良い

07. 胸腔内 → 肺内

(「肺化膿症 → 膿胸」も可)

08. 感染しないように注意する → 感染する心配はない

12. よく効く → 無効である

14. 蓄積はない → 蓄積がある

16. は行わない → がとても有効である

18. Ⅱ → Ⅰ

20. 増大 → 減少

## 第 83 回

01-10　××○×○　○×○××

11-20　○×○××　××○×○

[誤文の訂正箇所]

01. 心筋梗塞 → 狭心症

02. 肥大型心筋症という → は原因が明らかであり、肥大型心筋症には含めない

04. 僧帽弁狭窄症と僧帽弁閉鎖不全症が → 複数の弁に病変が

07. デュベーキー → スタンフォード

09. 巨赤芽球性貧血 → 再生不良性貧血

10. 骨髄性 → リンパ性

12. 血小板 → 血液凝固因子ⅧまたはⅨ

14. 主 → 壁

15. ので、消化管の診断には単純エックス線写真は無意味である
　　→ が、消化管穿孔による横隔膜下ガス貯留、腸閉塞時の鏡面像など単純エックス線写真は消化
　　　 管の診断に有意義である

16. 扁平上皮 → 腺

17. 潰瘍性大腸炎 → クローン病

19. 直接 → 間接

## 第84回

01-10　×××○○　×××○○
11-20　○×○○○　○×○○○

[誤文の訂正箇所]

01. 飲酒 → 肝炎ウイルス感染

02. ジルベール → クリグラー・ナジャー

03. 胆管細胞癌 → 肝細胞癌

06. は非常に良くなった → も良くない

07. 逆に高血圧が腎臓を障害することはない → また高血圧も腎臓を障害する

08. ので、生涯続けることが望ましい
　　→ が、8年くらい行うと被囊性硬化性腹膜炎を生じるので続けることができない

12. 前 → 後

17. 尿素 → 尿酸

第 85 回

01 - 10 ××○○× ○×○××

11 - 20 ○×○×× ×○××○

---

［誤文の訂正箇所］

01. 23 → 46

02. 18 → 21

05. 遺伝子異常 → 未熟性による循環障害

07. appropriate → light

09. 高い → 低い

10. 母体・胎児 → 新生児

12. 2 → 1

14. は、低血糖を防止するためインスリンの自己注射はしない

   → も、インスリンの自己注射は予定通りに行う

16. クッシング症候群 → アジソン病

   （「低下 → 亢進」も可）

18. T細胞の活性化 → 肥満細胞の脱顆粒

19. 中 → 大

---

第 86 回

01 - 10 ××○×○ ○○×○○

11 - 20 ×○○×× ○○×○○

---

［誤文の訂正箇所］

01. メルケル → ランゲルハンス

02. 隆起する → 隆起しない

04. IgM → IgE

08. 全身性強皮症 → 全身性エリテマトーデス（全身性紅斑性狼瘡）

11. ケブネル → アウスピッツ

14. 原虫 → 真菌

15. 単純 → 帯状

18. 尖圭 → 扁平

第87回

01-10  ×××○○  ×○○×○

11-20  ○×○○○  ×○×○○

---

［誤文の訂正箇所］

01. 多い → 少ない

02. 硝子体 → 水晶体

03. 鼻 → 耳

06. 縮瞳 → 散瞳

09. 強膜 → 脈絡膜

12. 細胞の核 → 大脳基底核

16. ガラクトース → ムコ多糖

18. 高 → 低

第88回

01-10  ○○○○×  ○×××

11-20  ○××××  ×○○××

---

［誤文の訂正箇所］

05. 自己抗体 → 細胞接着分子をコードする遺伝子の異常

07. 細菌 → 真菌

08. おでき → にきび

09. 脂漏性 → 日光

10. 転移はまれなため、生命予後は良い → 血行性転移が多く、生命予後は悪い

12. 老視になると遠方の目標は見やすくなる

    → 老視になっても遠方の目標の見え方はもとの視力のままである

13. 少ない → 多い

14. 遺伝性 → 非遺伝性

15. 急性 → 慢性

    （「霰粒腫 → 麦粒腫」も可）

16. 骨髄由来の細胞で、抗原提示ができる → 神経由来の細胞で、抗原提示はできない

    （「メラノサイト → ランゲルハンス細胞」も可）

19. 原発疹 → 結発疹

20. 皮膚に傷をつける → 皮膚をパッチでおおう、傷はつけない

---

第89回

01-10　○××○○　　○×○○○

11-20　××○××　　○×○×○

---

［誤文の訂正箇所］

02. RAST → RIST

03. 原則ステロイドは用いない → 適宜ステロイドを用いて炎症を治め、短時間の使用にとどめる

07. 何日も残存する → 数時間以内に消褪することが多い

11. 強力なステロイド内服治療を行う → 強力な全身療法は行われない

12. やすい → にくい

14. ケブネル → アウスピッツ

15. から出血している → が充血しているのみで、出血はしていない

17. 浅 → 深

19. ステロイド外用

　　→ 炎症がなければアダパレン含有ゲル外用、炎症があれば抗菌薬外用および内服

---

第90回

01-10　××○○×　　○○○××

11-20　××○×○　　×○×○○

---

［誤文の訂正箇所］

01. 消えたら治療を止めて良い → 消えても治療を続ける

02. には起きない → にも起きる

05. 緑膿菌 → 黄色ぶどう球菌

09. 四肢 → 眼上顎部

10. 非常に転移しやすい → 転移は極めて稀である

11. 血管内皮細胞 → T細胞

12. 皮下組織 → 真皮の深層

　　（「深在性第Ⅱ度 → 第Ⅲ度」も可）

14. なければ褥瘡は否定できる → なくても褥瘡は否定できない

16. 鼻側（内側）→ 耳側（外側）

18. 凸レンズを使って屈折率を上げる → 凹レンズを使って屈折率を下げる

　　（「近視 → 遠視」も可）


### 第91回

01－10　××○○×　○××○○

11－20　×○××○　××○○×


---

［誤文の訂正箇所］

01. 帯状ヘルペスウイルス → 単純ヘルペスウイルス

02. 硝子体 → 水晶体

05. 早期から視力障害の症状が現れる → 早期には視力障害の症状は現れない

07. 新生血管の増殖 → 遺伝子異常による視細胞の消失

　　（「網膜色素変性症 → 加齢黄斑変性」も可）

08. 強膜 → 脈絡膜

11. 霰粒腫 → 麦粒腫

13. CT → MRI

14. アブミ骨 → ツチ骨

16. 舌咽 → 舌下

17. 伝音性 → 感音性

20. でも発見できる良い検査である → は発見できない


### 第92回

01－10　○×○×○　×○×○○

11－20　×○○××　×○×○×


---

［誤文の訂正箇所］

02. 悪性腫瘍である → 悪性腫瘍でも良性腫瘍でもない

04. 感音性 → 伝音性

06. は生じない → が生じる

08. ラムゼイ・ハント症候群 → ベル麻痺

11. 腺癌 → 扁平上皮癌

14. 顔面 → 迷走

15. 良好 → 不良

16. を速やかに伝えれば十分である

　　→ が正しいか十分に確かめ、診断前にも説明はされていると思うが、両親の理解度に応じて説明し、思いや迷いをよくきいて受けとめ、出生まで必要な援助を行う

18. 46 → 44

20. 胎児病 → 胎芽病

---

## 第93回

01-10　○×○×○　○××○○

11-20　○×○××　○○×○○

---

［誤文の訂正箇所］

02. 良い → 悪い

04. 速やかな治療が必要である

　　→ 消失するまでは数か月を要するが骨膜下の出血であり、大量出血にはならないので経過観察のみでよい

07. D → K

08. 全身の細胞の核 → 大脳基底核

12. 運動 ↔ 知覚

14. 良く、原則経過観察をすれば良い → 悪く、必要あれば開腹手術も含めた治療を行う

15. 多く含まれている → 少ない

18. 早産 → 低出生体重

---

## 第94回

01-10　×××○○　○×○×○

11-20　××○×○　×○×○○

---

［誤文の訂正箇所］

01. Ⅱ → Ⅰ

　　（「僧房弁と三尖弁 → 大動脈弁と肺動脈弁」も可）

02. 消化管 → 呼吸器

    （「喀血 → 吐血」も可）

03. 閉塞 → 拘束

07. 小細胞癌 → 腺癌

09. Ⅰ → Ⅱ

11. 卵円孔 → 動脈管

12. 心室 → 心房

14. 右 → 左

16. 左前下行枝 → 右冠状動脈

18. 閉鎖不全症 → 狭窄症

    （「収縮期に駆出性 → 拡張期に逆流性」も可）

## 第 95 回

01−10 　○×○×○　×○○××

11−20 　○○×××　○○○○×

---

［誤文の訂正箇所］

02. 主 → 壁

04. 内視鏡的粘膜下層剥離術（ESD）→ 内視鏡的粘膜切除術（EMR）

06. A → B

09. 緊急手術 → 薬物療法

10. 胆嚢 → 肝臓

13. A型肝炎やE型肝炎 → B型肝炎やC型肝炎

14. スワン・ガンツ・カテーテル → SBチューブ

15. には脂肪肝は起きない → にも脂肪肝は起きる

20. 1 → 2

## 第 96 回

01−10 　○×○×○　○××○×

11−20 　×××○×　○××○○

---

［誤文の訂正箇所］

02. 同じ物質である → 異なる物質である

04. コルチゾール → 甲状腺ホルモン

07. 低いので経過観察してよい → 高く救命は難しい

08. 低 → 高

10. 無尿 → 乏尿

11. も減る → は高くなる

12. 常 → 性

13. 胎便の吸引 → 肺胞サーファクタント（表面活性物質）の不足

15. 亢進 → 低下

17. 水痘 → 麻疹

18. 水痘 → 麻疹

## 第97回

01-10  ○○○××  ○×○××

11-20  ×○○×○  ×○○○×

---

［誤文の訂正箇所］

04. 穿孔部位を正確に見つけるためにバリウムを入れて鮮明な画像を得ると良い

　　→ バリウムは絶対に使ってはならない、どうしても造影する場合はヨード系造影剤を使う

05. 臍帯ヘルニア → 臍ヘルニア

07. 単純ヘルペス → 帯状ヘルペス（帯状疱疹）

09. ブドウ球菌 → 連鎖球菌

10. コレラ → 腸チフス、パラチフス

　　（「サルモネラ → ビブリオ」も可）

　　（「ヒトの」と書いた理由は豚コレラはウイルス感染症だから）

11. には感染しない → にも感染する（回腸、腎、皮膚、骨など全身）

14. T → B（正しくはB細胞が分化した形質細胞）

16. 軽く → ひどく

20. シェーグレン症候群 → ベーチェット病

第98回

01-10　××○×○　　×○×○○

11-20　×○×××　　○××○×

---

［誤文の訂正箇所］

01. 少ない → 多い

02. 以降は、歯と同様に骨の細胞は増えない → 以降も、歯と異なり骨の細胞は増える

04. 後方 → 前方

06. 近位部 ↔ 骨幹部

08. 高齢者 → 小児

11. 滑膜表層細胞由来 → 由来不明

13. 真菌 → 虫の

14. 局所浸潤はするが転移することは稀である → 局所浸潤する他、著しく転移しやすい

15. 強膜、脈絡膜、網膜 → 虹彩、毛様体、脈絡膜

17. 散瞳（瞳を大きく）→ 縮瞳（瞳を小さく）

18. 霰粒腫 → 麦粒腫

20. 膿 → 貯留液（性質は漏出液）

---

第99回

01-10　×○○×○　　○○×○×

11-20　×○×○×　　××○×○

---

［誤文の訂正箇所］

01. は生じない → を生じる

04. 10年以上続けられる非常に良い方法である

　　　→ 良い点も多いが被囊性硬化性腹膜炎を起こすので7年程度で止めなければならない

08. 尿酸 → 蓚酸カルシウム

10. 低 → 高

11. ノルアドレナリン → アセチルコリン

13. 亢進 → 減弱

15. は正常である → が障害される

16. 脳血栓症 → 脳血栓塞栓症

17. セロトニン → ドーパミン

19. 細胞数が増えているのに蛋白質濃度が変わらない

→ 蛋白質濃度が増えているのに細胞数が変わらない

### 第100回

01-10  ○×××○  ×○××○

11-20  ○×○○×  ×○××○

---

［誤文の訂正箇所］

02. 外 → 内

03. 血小板 → 白血球

04. 小球性低色素性 → 正球性正色素性

06. 延長 ↔ 正常

08. 強 → 弱

09. 悪性腫瘍 → 血管炎

12. 飛沫 → 飛沫核

15. 特異度 → 感度

16. 肝細胞がん → 前立腺癌

（「PSA → AFP」も可）

18. ことである → ことだけではない

19. 急な変化も反映できる → 比較的長期の変化を反映し、急な変化は反映できない

■ 編者紹介

東中須　恵子　（ひがしなかす　けいこ）

筑波大学大学院生命環境科学研究科博士課程修了。奈良学園大学保健医療学部精神看護学教授を経て、現在、日本保健医療大学保健医療学部看護学科教授。博士（生物工学）

主著

東中須恵子・塚本一編著『実践　自己決定を支える精神科医療現場』大学教育出版、2010 年

長谷川宏司編著『多次元のコミュニケーション』（共著）大学教育出版、2006 年

塚本一・東中須恵子編著『心を病む人とのコミュニケーション ― 医療現場からの提言 ―』大学教育出版、2004 年


■ 著者紹介

塚本　　哲　（つかもと　てつ）

1962 年　東京生まれ
1988 年　東京医科大学卒
1992 年　東京大学大学院医学系研究科終了
　　　　　北海道大学医学部助教を経て
　　　　　旭中央病院（千葉）、釧路労災病院（北海道）、江別市立病院（北海道）に勤務
2011 年　東京医科大学八王子医療センター臨床講師
2016 年より現職
東京医科大学兼任講師、東京薬科大学客員教授
日本病理学会認定病理専門医
日本臨床細胞学会認定細胞診専門医
日本診療情報管理学会評議員

**病態治療学ドリル**

2022 年 1 月 10 日　初版第 1 刷発行

■ 編　　者 ―― 東中須恵子
■ 著　　者 ―― 塚本　哲
■ 発 行 者 ―― 佐藤　守
■ 発 行 所 ―― 株式会社 大学教育出版
　　　　　　　〒700-0953　岡山市南区西市 855-4
　　　　　　　電話 (086) 244-1268　FAX (086) 246-0294
■ 印刷製本 ―― サンコー印刷 ㈱